Aviso de Direitos Autorais

Direitos Autorais

Copyright © 2023 por Sandra Carvalho.

Todos os direitos reservados

Este eBook é protegido por direitos autorais e é proibido copiar, distribuir, vender ou usar o conteúdo sem autorização prévia do autor ou editor.

Isenção de Responsabilidade

O autor e o editor deste eBook não se responsabilizam por danos causados pelo uso ou interpretação das informações fornecidas. As informações contidas neste eBook são fornecidas "como estão" e sem garantia de qualquer tipo, expressa ou implícita. O leitor assume total responsabilidade por qualquer ação ou decisão tomada com base nas informações fornecidas neste eBook.

Permissão para Uso de Trechos

Se você deseja usar trechos deste eBook em outro trabalho, é necessário obter permissão por escrito do autor ou editor. Entre em contato conosco pelo e-mail para solicitar permissão.

Contato

Se você tiver alguma dúvida ou preocupação sobre os direitos autorais deste eBook, entre em contato conosco pelo e-mail sandra.alves.carvalho@hotmail.com

Agradecemos muito pela sua compra!

Este livro foi criado para ser mais do que apenas um guia de receitas. As opções simples e práticas que você encontrará aqui são uma introdução ao poder de uma alimentação equilibrada e saudável. Esperamos que elas sirvam como motivação para você iniciar sua jornada de reeducação alimentar e transformar sua rotina. Organize seu plano semanal de refeições com facilidade, e descubra como pequenas mudanças podem fazer uma grande diferença no seu estilo de vida. Estamos felizes por fazer parte dessa transformação!
Bem haja e seja feliz!

Índice

Introdução

A dieta fit tem sido cada vez mais popular nos últimos anos, principalmente entre aqueles que desejam levar uma vida mais saudável e perder peso.

Mas o que é exatamente a dieta fit e porque é importante?

A dieta fit é baseada no consumo de alimentos naturais e saudáveis, como frutas, legumes, grãos integrais, proteínas magras e gorduras saudáveis. A ideia é evitar alimentos processados, industrializados, ricos em açúcar e gordura saturada, que são prejudiciais à saúde e contribuem para o ganho de peso.

Ao adotar uma dieta fit, é possível obter uma série de benefícios para a saúde, como a redução do risco de doenças crônicas, como diabetes, hipertensão e obesidade, além de melhorias na digestão, na pele, no sono e no humor. Além disso, a dieta fit pode ajudar na perda de peso e no ganho de massa muscular, desde que combinada com exercícios físicos regulares.

Por esses motivos, a dieta fit tem se tornado cada vez mais popular e pode ser uma ótima opção para quem deseja melhorar a qualidade de vida e ter uma alimentação mais saudável e equilibrada.

Neste ebook, você encontrará informações valiosas sobre a dieta fit, dicas de alimentação saudável, receitas deliciosas e muito mais!

Sobre mim:

Olá! Meu nome é Sandra e eu sou uma mãe solteira como você.
Sei o quanto é difícil cuidar dos filhos e ainda encontrar tempo para preparar refeições saudáveis e saborosas.
Depois de muitos desafios enfrentados na maternidade, percebi que precisava cuidar da minha saúde e manter uma boa forma física para ter mais energia e disposição para o meu filho.

Foi pensando nisso que decidi criar este ebook de receitas simples e saudáveis, que vão ajudar você a manter uma boa forma física e ter uma alimentação balanceada.
Todas as receitas foram cuidadosamente selecionadas para que você possa ter uma alimentação saudável sem abrir mão do sabor.

Eu sei que muitas vezes é difícil encontrar receitas que sejam fáceis de preparar e que também sejam saudáveis, por isso, escolhi pessoalmente cada uma das receitas deste ebook.
Todas foram testadas e aprovadas por mim, para garantir que elas sejam saborosas e nutritivas.

Você vai encontrar receitas para todas as refeições do dia, desde café da manhã até jantar, e também opções de lanches saudáveis para aqueles momentos em que a fome bate fora de hora.
Além disso, todas as receitas são acompanhadas de informações nutricionais para que você possa se planejar melhor.

Com este ebook, você terá em mãos tudo o que precisa para manter uma alimentação saudável, sem precisar gastar horas na cozinha. E o melhor de tudo é que as receitas são muito fáceis de preparar, mesmo para quem não tem muita experiência na cozinha.

Não perca mais tempo tentando descobrir o que cozinhar para ter uma alimentação saudável. Com este ebook de receitas simples e saudáveis pode começar a cuidar da sua saúde e da sua forma física de maneira fácil e prazerosa.

Dieta Saudável

Dieta Fit

A Dieta fit tem sido cada vez mais popular nos últimos anos, principalmente entre aqueles que desejam levar uma vida mais saudável e perder peso.

Mas o que é exatamente a dieta fit e por que ela é importante?

A dieta fit é baseada no consumo de alimentos naturais e saudáveis, como frutas, legumes, grãos integrais, proteínas magras e gorduras saudáveis.

A ideia é evitar alimentos processados, industrializados, ricos em açúcar e gordura saturada, que são prejudiciais à saúde e contribuem para o ganho de peso.

Ao adotar uma dieta fit, é possível obter uma série de benefícios para a saúde, como a redução do risco de doenças crônicas, como diabetes, hipertensão e obesidade, além de melhorias na digestão, na pele, no sono e no humor.

Além disso, a dieta fit pode ajudar na perda de peso e no ganho de massa muscular, desde que combinada com exercícios físicos regulares.

Por esses motivos, a dieta fit tem se tornado cada vez mais popular e pode ser uma ótima opção para quem deseja melhorar a qualidade de vida e ter uma alimentação mais saudável e equilibrada.

Neste ebook, você encontrará informações valiosas sobre a dieta fit, dicas de alimentação saudável, receitas deliciosas e muito mais!

Pequeno Almoço

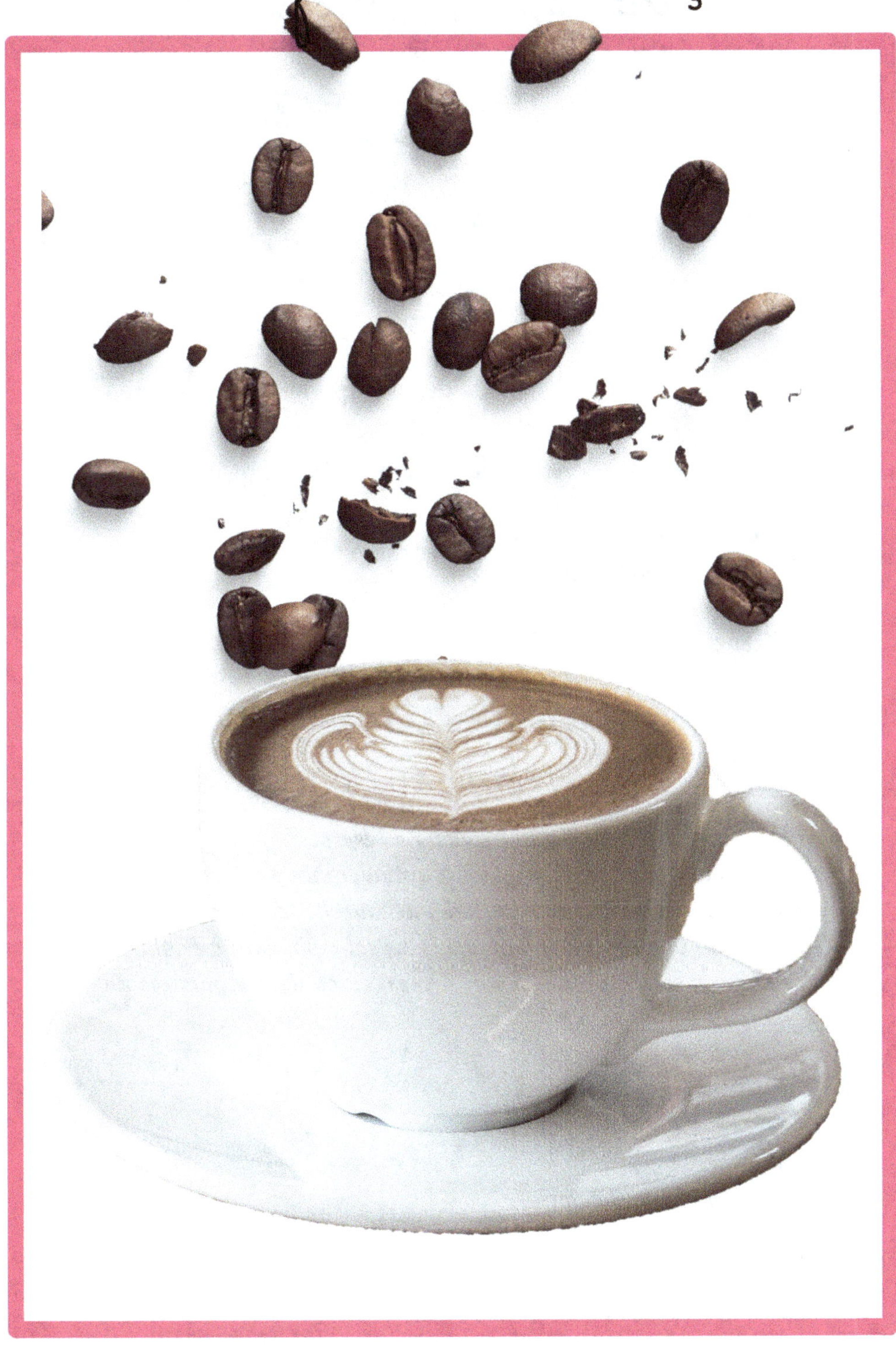

Omelete de Espinafre e Queijo Feta

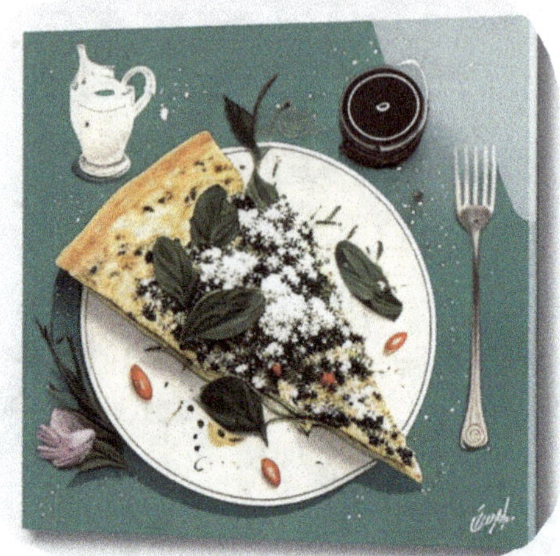

Ingredientes:

- 2 ovos
- 1 xícara de espinafre fresco picado
- 1/4 xícara de queijo feta picado
- Sal e pimenta a gosto
- 1 colher de chá de azeite

Modo de Preparo:

1. Bata os ovos em uma tigela pequena e reserve.
2. Aqueça o azeite em uma frigideira antiaderente em fogo médio.
3. Adicione o espinafre e cozinhe até que murche, cerca de 1-2 minutos.
4. Adicione os ovos batidos, o queijo feta, sal e pimenta à frigideira.
5. Cozinhe até que os ovos estejam firmes, cerca de 3-4 minutos de cada lado.
6. Sirva quente.

Valor calórico:
Aproximadamente 260 calorias.

Panquecas de Banana e Aveia

Ingredientes:

- *1 banana madura*
- *1 ovo*
- *1/2 xícara de aveia em flocos*
- *1/4 colher de chá de canela em pó*
- *1/4 colher de chá de bicarbonato de sódio*
- *1/2 colher de chá de óleo de coco*

Modo de Preparo:

1. Amasse a banana em uma tigela.
2. Adicione o ovo e misture até ficar homogêneo.
3. Adicione a aveia, a canela e o bicarbonato de sódio e misture até que estejam combinados.
4. Aqueça o óleo de coco em uma frigideira antiaderente em fogo médio.
5. Coloque cerca de 1/4 de xícara da mistura na frigideira para cada panqueca.
6. Cozinhe até que as bolhas se formem na superfície da panqueca, cerca de 2-3 minutos.
7. Vire e cozinhe do outro lado por mais 1-2 minutos.
8. Sirva quente.

Valor calórico:
Aproximadamente 300 calorias.

Iogurte com Frutas e Granola

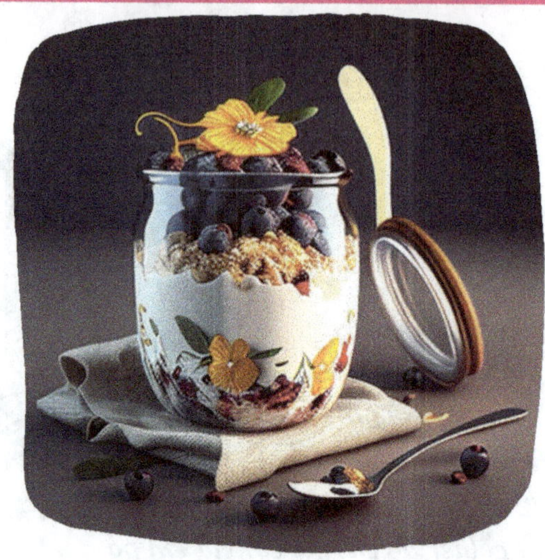

Ingredientes:

- 1/2 xícara de iogurte grego sem gordura
- 1/2 xícara de frutas frescas cortadas (morangos, mirtilos, banana)
- 1/4 de xícara de granola sem açúcar

Modo de Preparo:

1. Em um recipiente, coloque o iogurte grego sem gordura.
2. Adicione as frutas frescas cortadas por cima do iogurte.
3. Salpique a granola por cima.
4. Sirva frio.

Valores calóricos:
Aproximadamente 250 calorias por porção.

Torrada de Abacate com Ovo

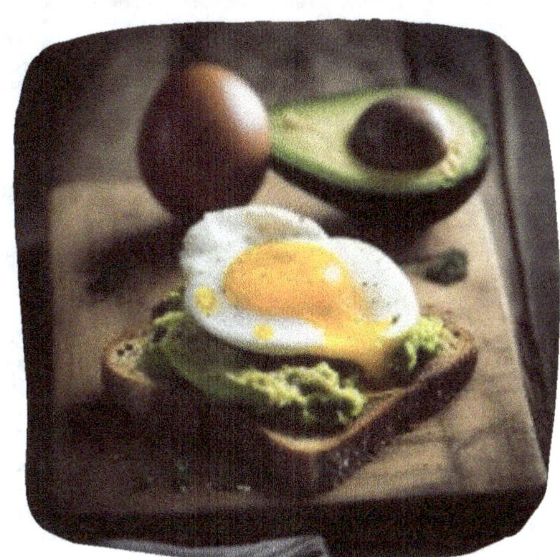

Ingredientes:

- 1 fatia de pão integral
- 1/2 abacate maduro
- 1 ovo
- Sal e pimenta a gosto
- Óleo de coco para untar a frigideira

Modo de Preparo:

- Torre a fatia de pão integral.
- Amasse metade do abacate em um prato e espalhe sobre a fatia de pão.
- Aqueça uma frigideira antiaderente untada com óleo de coco em fogo médio.
- Quebre o ovo na frigideira e cozinhe até a clara estar firme e a gema ainda líquida.
- Coloque o ovo sobre a torrada com abacate.
- Tempere com sal e pimenta a gosto.
- Sirva quente com uma xícara de café preto.

Valor calórico:
Aproximadamente 350 calorias.

Ovos Mexidos com Pimento e Cebola

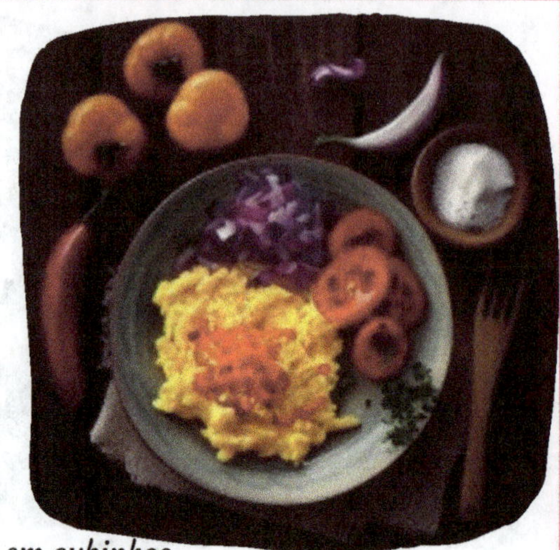

Ingredientes:

- 2 ovos
- 1/2 pimentão vermelho cortado em cubinhos
- 1/2 cebola roxa cortada em cubinhos
- 1 colher de sopa de azeite de oliva
- Sal e pimenta-do-reino a gosto
- Folhas de espinafre ou rúcula para acompanhar

Modo de Preparo:

- Em uma frigideira antiaderente, aqueça o azeite em fogo médio-alto.
- Adicione a cebola e o pimentão na frigideira e refogue até que fiquem macios.
- Bata os ovos em uma tigela separada, adicione sal e pimenta-do-reino a gosto e misture bem.
- Adicione os ovos à frigideira e mexa constantemente com uma espátula até que os ovos estejam cozidos.
- Sirva os ovos mexidos com as folhas de espinafre ou rúcula e aproveite o seu pequeno almoço saudável e delicioso! Se quiser, pode ainda acompanhar com uma fatia de pão integral ou uma porção de frutas frescas.

Valor calórico:
Aproximadamente 275 calorias.

Bagel Misto

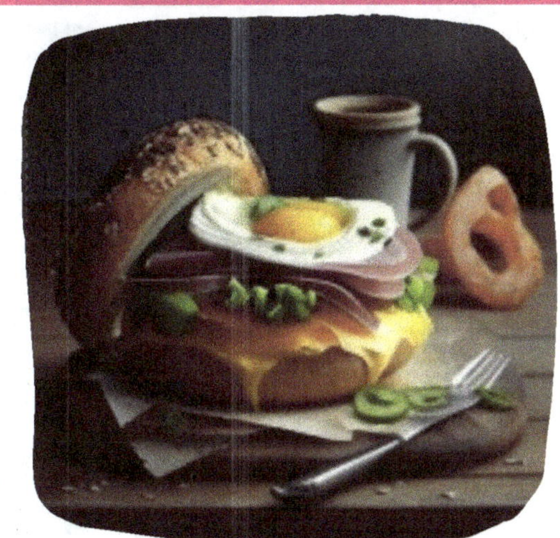

Ingredientes:

- 1 bagel integral
- 2 fatias de queijo branco
- 1 fatia de presunto magro
- 1 ovo
- 1/2 abacate
- 1/4 de limão
- Sal e pimenta-do-reino a gosto

Modo de Preparo:

1. Corte o bagel ao meio e torre na torradeira.
2. Em uma frigideira antiaderente, cozinhe o ovo mexido.
3. Em uma tigela pequena, amasse o abacate e adicione o suco de limão, sal e pimenta-do-reino a gosto. Misture bem.
4. Coloque uma fatia de queijo branco em cada metade do bagel. Adicione uma fatia de presunto magro em uma das metades.
5. Adicione o ovo mexido na metade com o presunto.
6. Coloque a mistura de abacate na outra metade do bagel.
7. Junte as duas metades do bagel e aproveite o seu pequeno almoço saudável e saboroso!

Valor calórico:
Aproximadamente 522 calorias.

Papas de Aveia com Frutas e Mel

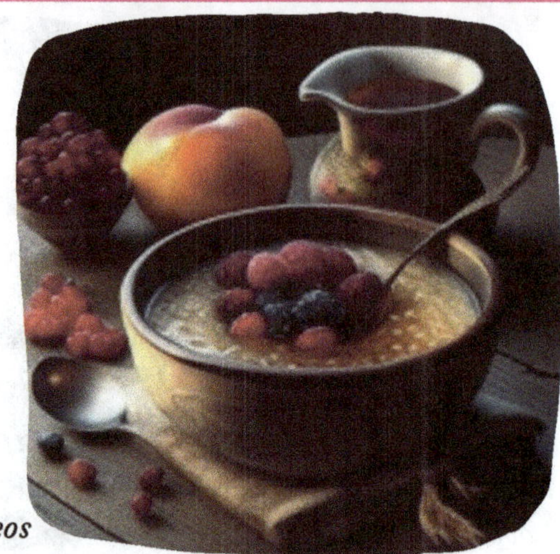

Ingredientes:

- 1/2 xícara de aveia em flocos
- 1 xícara de leite desnatado ou leite de amêndoas
- 1/2 banana madura amassada
- 1/2 maçã cortada em cubinhos
- 1 colher de sopa de mel
- 1/2 colher de chá de canela em pó

Modo de Preparo:

1. Em uma panela, misture a aveia e o leite e leve ao fogo médio. Deixe cozinhar por cerca de 5 minutos, mexendo ocasionalmente.
2. Adicione a banana amassada e continue a cozinhar por mais 2 a 3 minutos.
3. Adicione a maçã e cozinhe por mais 2 minutos ou até que a maçã esteja macia.
4. Adicione o mel e a canela em pó e misture bem.
5. Sirva quente e aproveite o seu pequeno almoço saudável e saboroso!

Valor calórico:
Aproximadamente 352 calorias.

Pão de Banana Vegano

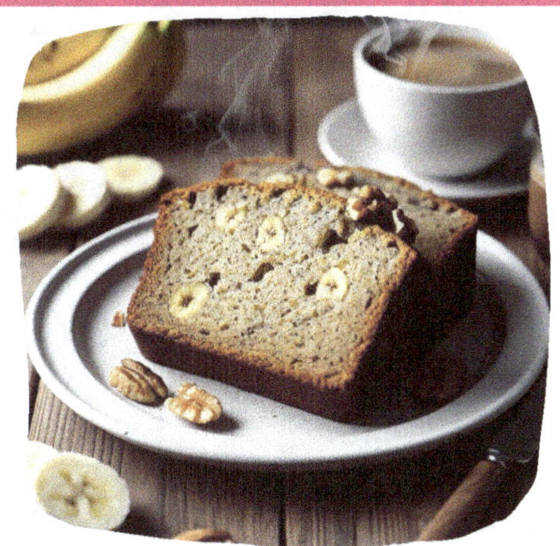

Ingredientes:

- 1 banana madura
- 1/2 xícara de farinha de aveia
- 1/4 xícara de nozes ou amêndoas
- 1 colher de chá de fermento em pó
- 1 colher de chá de canela em pó
- 2 colheres de sopa de mel ou xarope de bordo (opcional)

Modo de Preparo:

1. Misture todos os ingredientes e asse em forno pré-aquecido a 180°C por 30-35 minutos.
2. Sirva quente e aproveite o seu pequeno almoço saudável e saboroso!

Valor calórico:
Aproximadamente 150-180 calorias.(por porção de 1 fatia)

Pudim de Chia

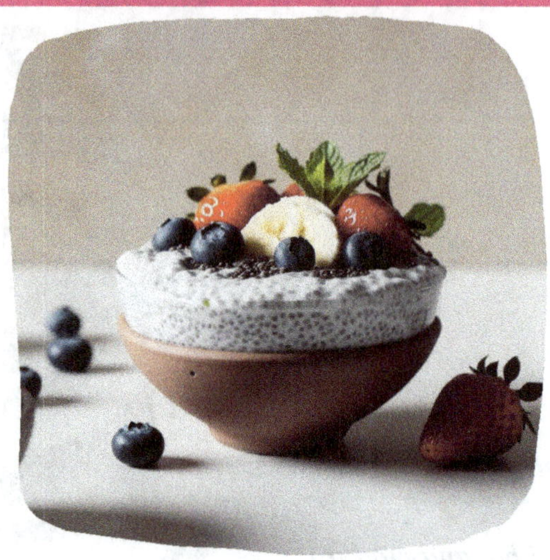

Ingredientes:

- *2 colheres de sopa de sementes de chia*
- *1/2 xícara de leite de amêndoa ou coco*
- *1 colher de chá de mel (opcional)*
- *Frutas frescas para servir (morango, kiwi, etc.)*

Modo de Preparo:

1. *Misture as sementes de chia com o leite e deixe na geladeira por pelo menos 4 horas (ou durante a noite) para que a mistura ganhe consistência.*
2. *Sirva com frutas frescas. Aproveite o seu pequeno almoço saudável e saboroso!*

Valor calórico:
Aproximadamente 200-250 calorias.

Parfait de Kefir com Frutas e Granola

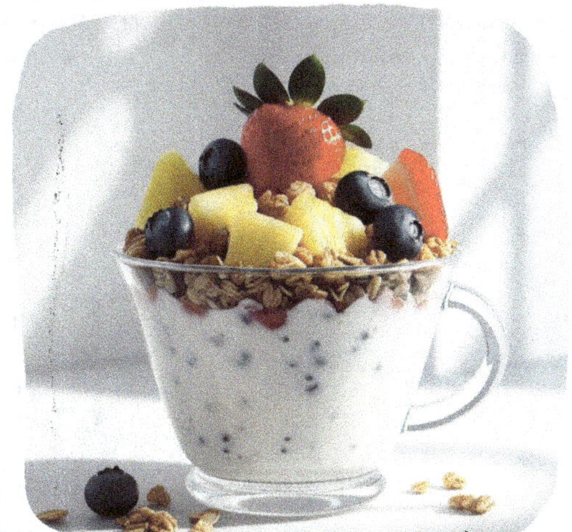

Ingredientes:

- 1/2 xícara de kefir (pode ser de leite ou kefir vegetal, conforme preferir)
- 1/4 xícara de granola sem açúcar (ou granola caseira)
- 1/4 xícara de frutas frescas (como morangos fatiados, mirtilos, ou banana)
- 1 colher de sopa de sementes de chia ou linhaça
- 1 colher de chá de mel (opcional)
- 1/2 colher de chá de canela em pó (opcional)

Modo de Preparo:

1. Em uma taça ou copo, coloque uma camada de kefir no fundo.
2. Adicione uma camada de frutas frescas e, por cima, a granola.
3. Polvilhe com sementes de chia ou linhaça, canela (se desejar) e mel para adoçar um pouco, se preferir.
4. Repita as camadas até preencher o copo ou taça, finalizando com mais frutas e granola por cima.

Valor calórico:

- Kefir (1/2 xícara): 60-80 calorias
- Granola (1/4 xícara): 100-120 calorias (dependendo da marca e ingredientes)
- Frutas frescas (1/4 xícara): 20-30 calorias (por exemplo, morangos ou mirtilos)
- Sementes de chia ou linhaça (1 colher de sopa): 50 calorias
- Mel (1 colher de chá): 20 calorias (opcional)

Aproximadamente 250-300 calorias.

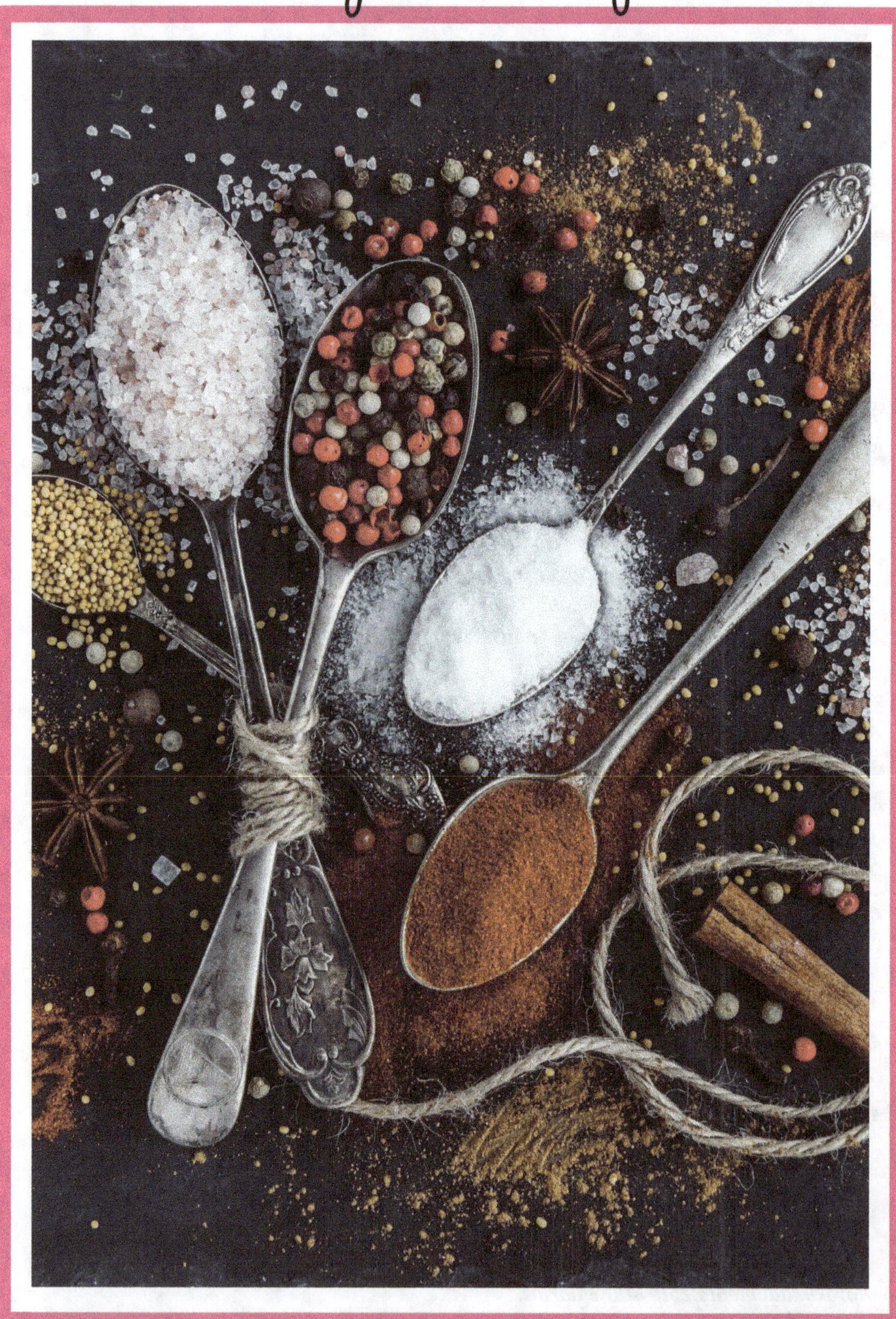

Salmão Grelhado com Arroz Integral e Legumes

Ingredientes:

- 1 filé de salmão (aproximadamente 150g)
- 1 xícara de arroz integral
- 2 xícaras de água
- 1/2 cebola picada 1 dente de alho
- picado 1 xícara de legumes variados
- (cenoura, brócolis, couve-flor, etc.)
- Azeite de oliva Sal e
- pimenta a gosto Suco de
- limão (opcional)

Modo de Preparo:

1. Comece preparando o arroz integral. Lave o arroz em água corrente e, em seguida, coloque-o em uma panela com a água e uma pitada de sal. Leve ao fogo médio até que a água comece a ferver, então abaixe o fogo e deixe cozinhar por cerca de 30 a 40 minutos ou até que o arroz esteja macio. Reserve.
2. Enquanto o arroz cozinha, prepare os legumes. Corte-os em pedaços pequenos e reserve.
3. Em uma frigideira, refogue a cebola e o alho em um pouco de azeite até que estejam macios e perfumados.
4. Adicione os legumes na frigideira e refogue por alguns minutos até que estejam macios, mas ainda crocantes. Tempere com sal e pimenta a gosto.
5. Em outra frigideira, aqueça um pouco de azeite em fogo médio-alto. Coloque o filé de salmão com a pele para baixo e deixe cozinhar por cerca de 4 a 5 minutos. Vire o filé e cozinhe por mais 2 a 3 minutos até que esteja cozido por completo. Tempere com sal e pimenta a gosto e, se desejar, adicione um pouco de suco de limão.
6. Sirva o salmão grelhado com o arroz integral e os legumes refogados ao lado.

Valor calórico:
Aproximadamente 400/500 calorias.

Salada de Quinoa com Frango e Abacate

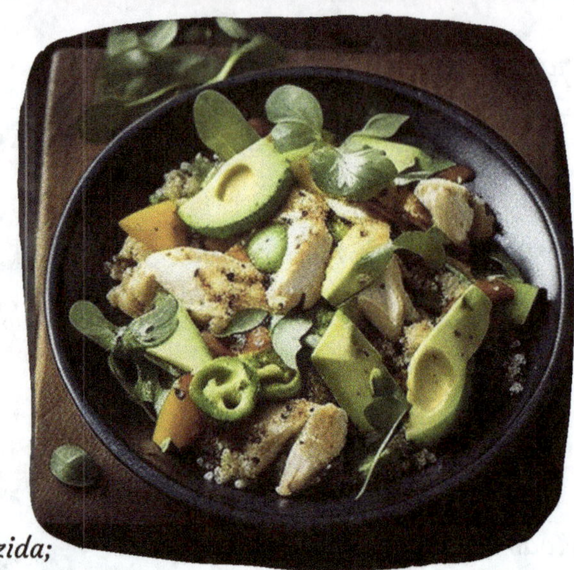

Ingredientes:

- 1/2 xícara de quinoa cozida;
- 1/2 peito de frango grelhado e desfiado;
- 1/2 abacate em cubos;
- 1/2 xícara de tomate cereja cortado ao meio;
- 1/4 de cebola roxa fatiada;
- Suco de 1 limão;
- 1 colher de sopa de azeite de oliva;
- Sal e pimenta a gosto.

Modo de preparo:

1. Em uma tigela, misture a quinoa cozida, o frango desfiado, o abacate, o tomate e a cebola;
2. Tempere com suco de limão, azeite de oliva, sal e pimenta a gosto;
3. Misture bem e sirva frio.

Valor calórico:
Aproximadamente 350 calorias.

Peixe Assado com Legumes

Ingredientes:

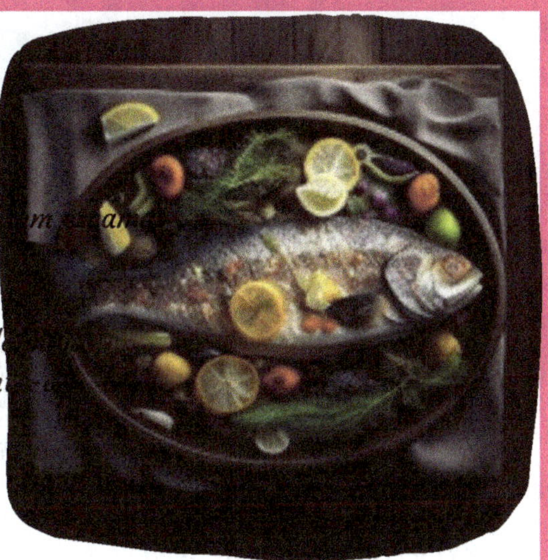

- *1 peixe inteiro*
(tilápia, robalo ou pargo) limpo e ~~sm escama~~
- *2 dentes de alho picados*
- *Suco de 1 limão*
- *3 colheres de sopa de azeite d*
- *1 colher de sopa de sal Pimen*
- *reino a gosto*
- *1 ramo de alecrim fresco*
- *1 ramo de tomilho fresco*
- *1 cebola cortada em rodelas*
- *1 limão cortado em rodelas*

Modo de Preparo:

1. *Pré-aqueça o forno a 200°C.*
2. *Em uma tigela, misture o alho picado, o suco de limão, o azeite, o sal e a pimenta-do-reino.*
3. *Com uma faca afiada, faça alguns cortes na superfície do peixe e coloque-o em uma assadeira.*
4. *Despeje a mistura de temperos sobre o peixe, certificando-se de que o tempero entre nos cortes feitos na superfície do peixe.*
5. *Coloque o ramo de alecrim e tomilho dentro da cavidade do peixe.*
6. *Espalhe as rodelas de cebola e limão ao redor do peixe na assadeira.*
7. *Asse no forno por cerca de 30-40 minutos ou até que o peixe esteja cozido e dourado.*
8. *Sirva o peixe assado com as rodelas de cebola e limão como guarnição.*

Valor Calorico:
Aproximadamente 564 calorias.

Batata Doce com Sementes e Mel

Ingredientes:

- 2 batatas doces médias, descascadas e cortadas em cubos
- 1 cebola roxa pequena, cortada em fatias finas
- 2 colheres de sopa de azeite
- 1/2 colher de chá de sal
- 1/4 colher de chá de pimenta-do-reino
- 2 colheres de sopa de vinagre balsâmico
- 2 colheres de sopa de mel
- 2 colheres de sopa de sementes de girassol
- Folhas verdes para servir

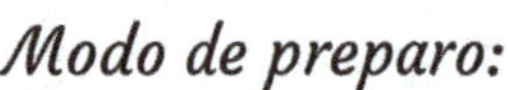

Modo de preparo:

1. Preaqueça o forno a 200°C.
2. Em uma tigela grande, misture as batatas doces, cebola, azeite, sal e pimenta-do-reino. Certifique-se de que todos os cubos de batata estejam bem revestidos.
3. Espalhe a mistura em uma assadeira grande e leve ao forno por 20-25 minutos, ou até que as batatas estejam macias e douradas.
4. Enquanto as batatas estão assando, misture o vinagre balsâmico e o mel em uma tigela pequena.
5. Retire as batatas do forno e deixe esfriar um pouco. Em seguida, transfira para uma tigela grande e adicione a mistura de vinagre balsâmico e mel. Misture bem.
6. Adicione as sementes de girassol e misture novamente.
7. Sirva a salada sobre uma cama de folhas verdes.

Valor Calorico:
Aproximadamente 545 calorias.

Salada de Atum com Grão de Bico e Vegetais

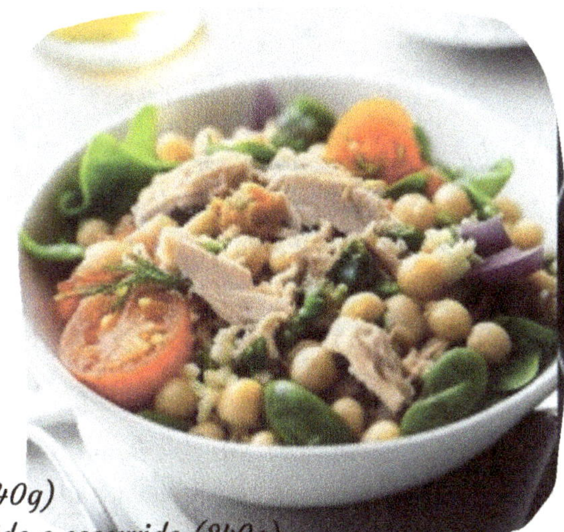

Ingredientes:

- 1 lata de atum em água (140g)
- 1 lata de grão-de-bico cozido e escorrido (240g)
- 1/2 pepino médio cortado em cubos
- 1/2 pimentão vermelho cortado em cubos
- 1/2 cebola roxa cortada em cubos
- 1 tomate cortado em cubos
- 1/4 xícara de salsinha picada
- Suco de 1 limão
- 1 colher de sopa de azeite de oliva
- Sal e pimenta-do-reino a gosto

Modo de Preparo:

1. Em uma tigela grande, misture o atum, o grão-de-bico, o pepino, o pimentão, a cebola, o tomate e a salsinha.
2. Em outra tigela, misture o suco de limão, o azeite de oliva, o sal e a pimenta-do-reino para fazer o molho.
3. Despeje o molho sobre a salada e misture bem.
4. Sirva frio

Valor Calorico:
Aproximadamente 545 calorias.

Esparguete Integral com Molho de Lentilhas e Cenoura

Ingredientes:

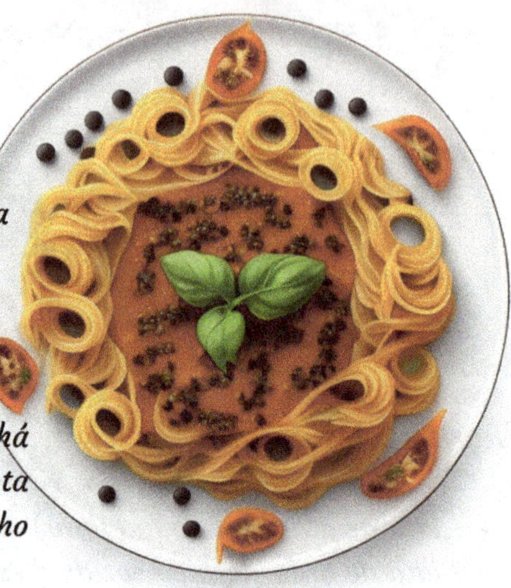

- 250g de espaguete integral
- 1 colher de sopa de azeite de oliva
- 1 cebola média picada
- 2 dentes de alho picados
- 2 cenouras médias picadas
- 1 xícara de lentilhas cozidas
- 1 xícara de água 1/2 colher de chá
- de sal 1/2 colher de chá de pimenta
- preta 1/2 colher de chá de cominho
- Salsinha picada para decorar

Modo de Preparo:

1. Cozinhe o espaguete integral de acordo com as instruções da embalagem.
2. Em uma panela, aqueça o azeite e refogue a cebola e o alho por alguns minutos, até a cebola ficar translúcida.
3. Adicione as cenouras e cozinhe por cerca de 5 minutos, mexendo ocasionalmente.
4. Adicione as lentilhas, a água, o sal, a pimenta e o cominho. Misture tudo e deixe cozinhar por cerca de 15 minutos ou até que as cenouras estejam macias.
5. Coloque a mistura em um liquidificador ou processador de alimentos e bata até ficar homogêneo.
6. Sirva o espaguete integral com o molho de lentilhas e cenoura por cima e decore com salsinha picada.

Valor Calorico:
Aproximadamente 400 calorias.

Tikka Masala de Couve-Flor

Ingredientes:

- 1 cabeça de couve-flor
- 2 colheres de sopa de óleo vegetal
- 1 cebola média picada
- 2 dentes de alho picados
- 1 colher de sopa de gengibre fresco ralado
- 2 colheres de sopa de pasta de tomate
- 1 colher de chá de cominho
- 1 colher de chá de coentro em pó
- 1 colher de chá de cúrcuma
- 1/2 colher de chá de pimenta caiena
- 1/2 colher de chá de sal
- 1 lata de tomates pelados
- 1 xícara de leite de coco
- Coentro fresco picado para decorar

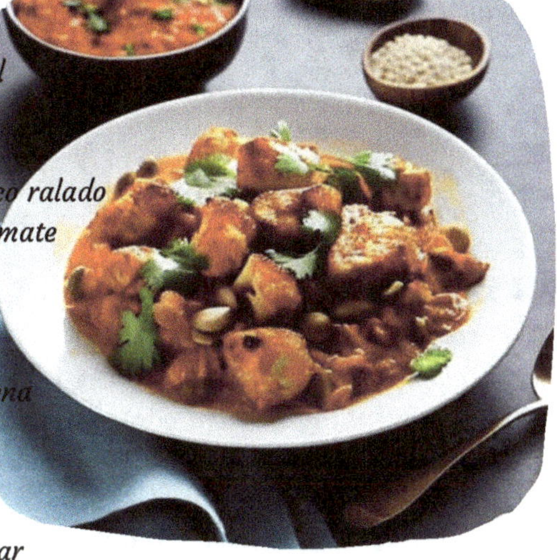

Modo de Preparo:

1. Pré-aqueça o forno a 200°C.
2. Corte a couve-flor em floretes e coloque em uma assadeira com 1 colher de sopa de óleo vegetal. Misture bem para que a couve-flor fique coberta de óleo e tempere com sal e pimenta a gosto. Asse no forno por 20-25 minutos ou até que esteja macia e levemente dourada.
3. Enquanto a couve-flor está no forno, aqueça 1 colher de sopa de óleo vegetal em uma panela em fogo médio. Adicione a cebola, o alho e o gengibre e cozinhe por 3-4 minutos até que a cebola esteja macia.
4. Adicione a pasta de tomate, o cominho, o coentro em pó, a cúrcuma, a pimenta caiena e o sal. Mexa bem e cozinhe por 1-2 minutos para liberar os sabores das especiarias.
5. Adicione os tomates pelados e o leite de coco à panela. Reduza o fogo e deixe cozinhar por 10-15 minutos, mexendo ocasionalmente.
6. Quando a couve-flor estiver pronta, adicione-a ao molho de tomate e deixe cozinhar por mais alguns minutos.
7. Sirva o Tikka Masala de Couve-flor com arroz basmati ou pão naan e decore com coentro fresco picado.

Valor Calorico:
Aproximadamente 300-350 calorias.

Hambúrguer de Tofu e Beterraba com Molho de Iogurte

Ingredientes:

Hambúrgueres:
- 200g de tofu firme
- 1 beterraba média ralada
- 1/2 cebola picada
- 2 dentes de alho picados
- 1 colher de sopa de azeite
- 1 colher de sopa de farinha de trigo
- 1 colher de chá de páprica doce
- 1 colher de chá de cominho em pó
- 1 colher de sopa de salsinha picada
- Sal e pimenta-do-reino a gosto

Molho:
- 1/2 xícara de iogurte natural
- 1 colher de sopa de mostarda dijon
- 1 colher de sopa de mel
- Suco de 1/2 limão
- Sal e pimenta-do-reino a gosto

Modo de Preparo:

1. Em uma frigideira, refogue a cebola e o alho no azeite até ficarem macios.
2. Adicione a beterraba ralada e refogue por mais 5 minutos, até que esteja macia.
3. Em uma tigela, amasse o tofu com um garfo e adicione a beterraba refogada, a farinha de trigo, a páprica, o cominho, a salsinha, o sal e a pimenta-do-reino. Misture bem até formar uma massa homogênea.
4. Com as mãos úmidas, modele a massa em formato de hambúrgueres e leve à geladeira por 30 minutos para firmar.
5. Enquanto isso, prepare o molho misturando todos os ingredientes em uma tigela. Reserve na geladeira até a hora de servir.
6. Em uma frigideira antiaderente, grelhe os hambúrgueres por cerca de 5 minutos de cada lado, até ficarem dourados e crocantes por fora.
7. Sirva os hambúrgueres quentes com o molho de iogurte e salada de acompanhamento.

Valor Calorico:
Aproximadamente 536 calorias.

Orzo com Abóbora e Pimento

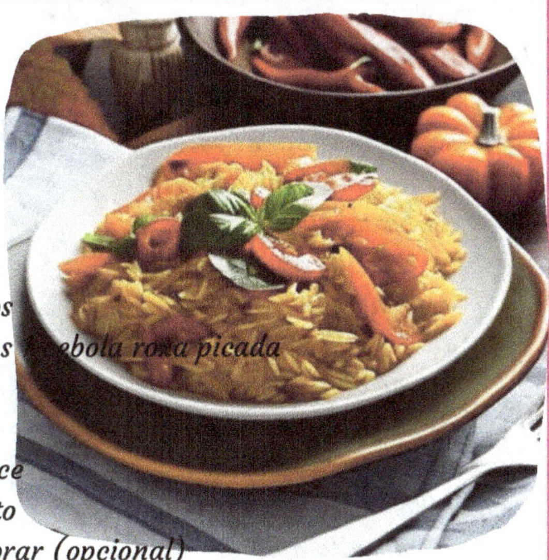

Ingredientes:

- 1 xícara de orzo
- 2 xícaras de abóbora em cubos
- 1 pimentão vermelho em cubos
- 2 dentes de alho picados
- 2 colheres de sopa de azeite
- 1 colher de chá de páprica doce
- Sal e pimenta-do-reino a gosto
- Salsa fresca picada para decorar (opcional)

Modo de Preparo:

1. Em uma panela média, cozinhe o orzo de acordo com as instruções da embalagem. Escorra e reserve.
2. Em outra panela, aqueça o azeite em fogo médio e refogue a cebola e o alho até ficarem macios.
3. Adicione a abóbora em cubos e o pimentão vermelho em cubos e refogue por cerca de 10 minutos, até que fiquem macios.
4. Tempere com a páprica doce, o sal e a pimenta-do-reino e misture bem.
5. Adicione o orzo cozido à panela com os legumes e misture bem.
6. Cozinhe por mais alguns minutos, mexendo de vez em quando, até que tudo esteja aquecido e bem misturado.
7. Sirva quente, decorado com salsa fresca picada, se desejar.

Valor Calorico:
Aproximadamente 656 calorias.

Chili Vegetariano de Lentilhas e Milho

Ingredientes:

- 1 xícara de lentilhas secas
- 1 cebola média, picada
- 3 dentes de alho, picados
- 1 pimentão vermelho, picado
- 1 pimentão verde, picado
- 1 lata de milho, escorrido
- 1 lata de tomates em cubos
- 1 colher de sopa de cominho em pó
- 2 colheres de chá de chili em pó
- 1 colher de chá de orégano seco
- Sal e pimenta a gosto
- 2 xícaras de água
- 1 colher de sopa de azeite de oliva

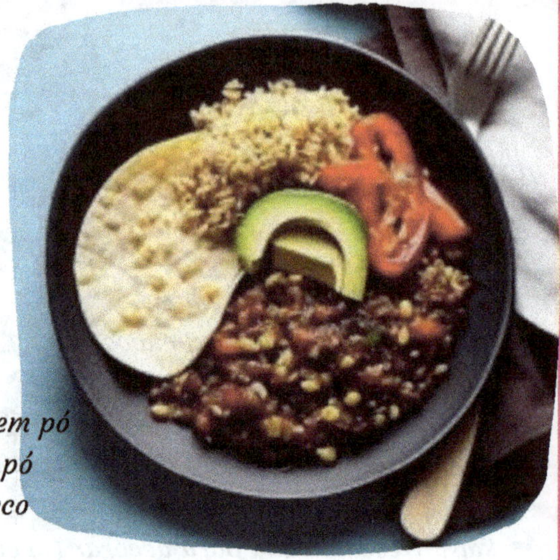

Modo de Preparo:

1. Lave as lentilhas e deixe de molho em água por cerca de 30 minutos.
2. Em uma panela grande, aqueça o azeite em fogo médio e refogue a cebola e o alho até que estejam macios e dourados.
3. Adicione os pimentões e cozinhe por mais alguns minutos até que fiquem macios.
4. Adicione o chili em pó, cominho, orégano, sal e pimenta e misture bem.
5. Adicione as lentilhas, o milho, os tomates em cubos e a água. Misture bem.
6. Deixe a mistura ferver e reduza o fogo para médio-baixo. Cozinhe por cerca de 25-30 minutos, mexendo ocasionalmente, até que as lentilhas estejam macias e o chili tenha engrossado.
7. Prove e ajuste o tempero, se necessário.
8. Sirva o chili quente com arroz integral ou tortilhas.

Valor Calorico:
Aproximadamente 300 calorias.

Bacalhau com Crosta de Castanha

Ingredientes:

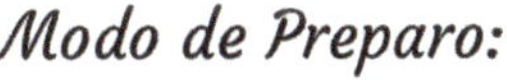

- 4 postas de bacalhau fresco
- 1 xícara de castanhas do Pará picadas
- 1/2 xícara de farinha de amêndoas
- 1/4 xícara de salsinha picada
- 1/4 xícara de azeite de oliva
- Sal e pimenta a gosto

Modo de Preparo:

1. Pré-aqueça o forno a 200°C.
2. Em um processador de alimentos, triture as castanhas do Pará até ficarem em pedaços pequenos. Em seguida, misture as castanhas com a farinha de amêndoas e a salsinha picada em uma tigela. Adicione o azeite de oliva e misture bem até obter uma consistência granulada.
3. Tempere as postas de bacalhau com sal e pimenta a gosto.
4. Em uma assadeira, coloque as postas de bacalhau e cubra-as com a mistura de castanhas do Pará e farinha de amêndoas.
5. Asse no forno por cerca de 15 a 20 minutos ou até que o bacalhau esteja cozido e a crosta esteja dourada.

Valor Calorico:
Aproximadamente 312 calorias.

Risoto de Quinoa

Ingredientes:

- 1 xícara de quinoa em grãos
- 4 xícaras de caldo de legumes
- 1 cebola pequena picada
- 2 dentes de alho picados
- 1 xícara de cogumelos fatiados
- 1 xícara de ervilhas congeladas
- 1 colher de sopa de azeite de oliva
- 1/2 xícara de queijo parmesão ralado
- 1/4 xícara de salsinha picada
- Sal e pimenta a gosto

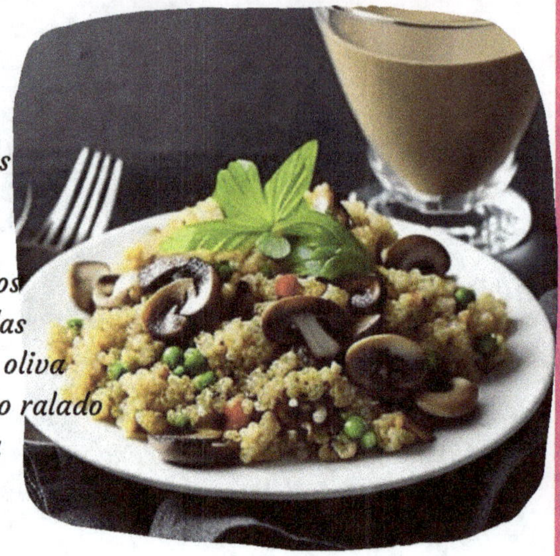

Modo de Preparo:

1. Em uma panela, aqueça o azeite de oliva em fogo médio e refogue a cebola e o alho até ficarem macios.
2. Adicione os cogumelos fatiados e as ervilhas congeladas à panela e cozinhe por alguns minutos até que os cogumelos estejam macios e as ervilhas estejam cozidas.
3. Adicione a quinoa à panela e misture bem.
4. Adicione uma concha do caldo de legumes à panela e mexa constantemente até que o líquido seja absorvido.
5. Continue adicionando o caldo de legumes, uma concha de cada vez, mexendo constantemente, até que a quinoa esteja cozida e macia.
6. Adicione o queijo parmesão ralado e a salsinha picada à panela e misture bem.
7. Tempere com sal e pimenta a gosto.
8. Sirva quente.

Valor Calorico:
Aproximadamente 250 calorias.

Bulgur com Feijão Branco e Marisco

Ingredientes:

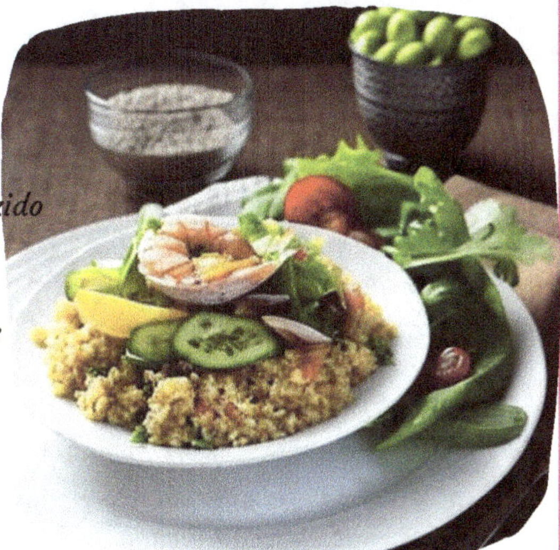

- 1 xícara de Bulgur
- 2 xícaras de água
- 1/2 xícara de feijão branco cozido
- 1/2 xícara de camarões limpos
- 1/2 xícara de lula em anéis
- 1/2 xícara de mexilhões limpos
- 2 dentes de alho picados
- 1 cebola pequena picada
- 1/4 xícara de azeite de oliva
- 1/4 xícara de salsinha picada
- 1/4 xícara de coentro picado
- Suco de 1 limão
- Sal e pimenta a gosto

Modo de Preparo:

1. Em uma panela, coloque o Bulgur e a água e deixe cozinhar em fogo médio por cerca de 10 minutos ou até que a água seja completamente absorvida e o Bulgur esteja macio.
2. Em outra panela, aqueça o azeite de oliva em fogo médio e refogue o alho e a cebola até ficarem macios.
3. Adicione os camarões, as lulas e os mexilhões à panela e cozinhe por cerca de 5 minutos ou até que os mariscos estejam cozidos.
4. Adicione o feijão branco cozido à panela com os mariscos e misture bem.
5. Adicione o Bulgur cozido à panela com os mariscos e misture novamente.
6. Adicione a salsinha, o coentro, o suco de limão, o sal e a pimenta e misture bem.
7. Sirva quente.

Valor Calorico:
Aproximadamente 300 calorias.

Pimentos Recheados

Ingredientes:

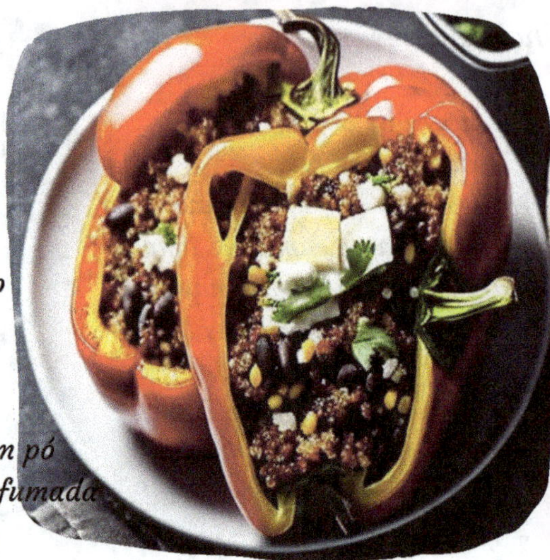

- 4 pimentos grandes
- 1 xícara de quinoa cozida
- 1 xícara de feijão preto cozido
- 1 xícara de milho cozido
- 1 cebola pequena picada
- 2 dentes de alho picados
- 1 colher de chá de cominho em pó
- 1 colher de chá de páprica defumada
- 1/4 xícara de salsinha picada
- Sal e pimenta a gosto
- Queijo parmesão ralado para polvilhar (opcional)

Modo de Preparo:

1. Pré-aqueça o forno a 200°C.
2. Corte a parte superior dos pimentos e retire as sementes e o miolo.
3. Em uma tigela, misture a quinoa cozida, o feijão preto cozido, o milho cozido, a cebola, o alho, o cominho, a páprica, a salsinha, o sal e a pimenta.
4. Divida a mistura de quinoa e feijão entre os pimentos e pressione para compactar.
5. Coloque os pimentos em uma assadeira e leve ao forno por cerca de 30 a 40 minutos, ou até que os pimentos estejam macios e levemente dourados.
6. Se desejar, polvilhe queijo parmesão ralado sobre os pimentos recheados antes de servir.

Valor Calorico:
Aproximadamente 300 calorias.

Quinoa com Legumes Assados

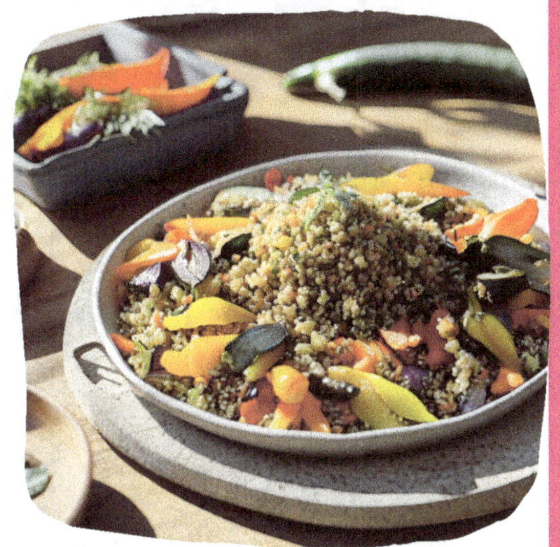

Ingredientes:

- 1/2 xícara de quinoa
- 1 abobrinha cortada
- 1 pimentão cortado
- 1 cenoura cortada
- 1 colher de sopa de azeite de oliva
- Sal e pimenta a gosto

Modo de Preparo:

1. Cozinhe a quinoa conforme as instruções.
2. Em uma assadeira, adicione os legumes cortados, regue com azeite e asse por 20 minutos a 180°C.
3. Sirva a quinoa com os legumes assados.

Valor Calorico:

- Quinoa (1/2 xícara cozida): 110 calorias
- Legumes assados (1 xícara): 120 calorias

Aproximadamente 230 calorias por porção.

Tofu Grelhado com Molho de Soja e Legumes

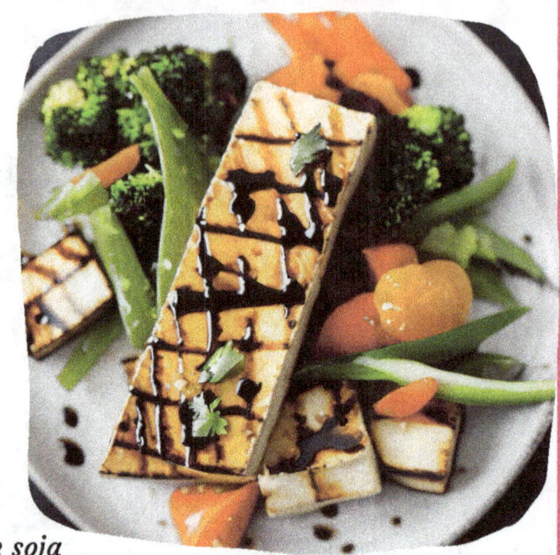

Ingredientes:

- 100g de tofu firme
- 1 colher de sopa de molho de soja
- 1 xícara de legumes variados (cenoura, brócolis, abobrinha)
- 1 colher de chá de azeite de oliva
- Sal e pimenta a gosto

Modo de Preparo:

1. Grelhe o tofu até dourar dos dois lados.
2. Em uma frigideira, refogue os legumes com azeite até ficarem macios.
3. Regue o tofu com o molho de soja e sirva com os legumes.

Valor Calorico:
- Tofu (100g): 70 calorias
- Legumes (1 xícara): 50 calorias

Aproximadamente 120 calorias por porção.

Hambúrguer de Feijão Preto e Aveia

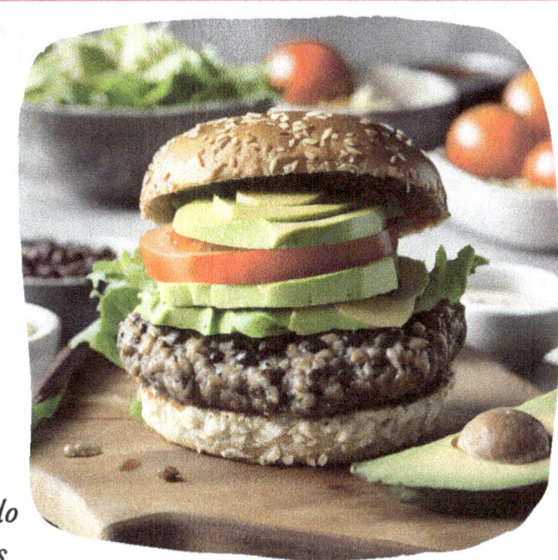

Ingredientes:

- 1 xícara de feijão preto cozido
- 1/4 xícara de aveia em flocos
- 1/4 cebola picada
- 1 dente de alho picado
- 1 colher de chá de cominho
- Sal e pimenta a gosto

Modo de Preparo:

1. Amasse o feijão e misture com a aveia, cebola, alho e temperos.
2. Modele em formato de hambúrgueres e grelhe até dourar.

Valor Calorico:

- Feijão preto (1/2 xícara cozido): 100 calorias
- Aveia (1/4 xícara): 75 calorias

Aproximadamente 175 calorias por porção.

Massa Integral com Molho de Tomate e Espinafre

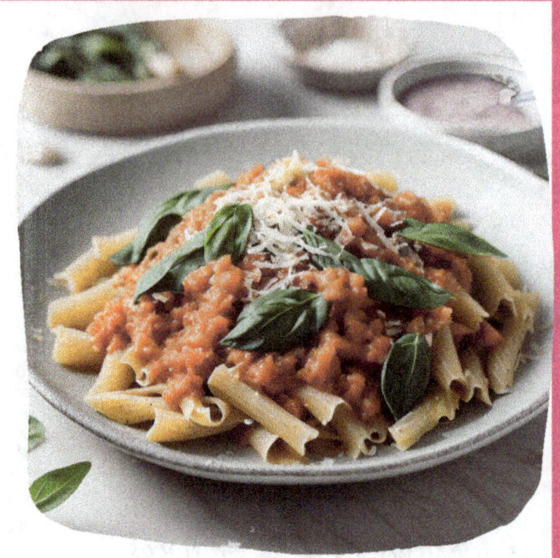

Ingredientes:

- 1/2 xícara de massa integral
- 1 xícara de espinafre fresco
- 1/2 xícara de molho de tomate caseiro (sem açúcar)
- 1 colher de sopa de azeite de oliva
- Sal e pimenta a gosto

Modo de Preparo:

1. Cozinhe a massa integral.
2. Em uma panela, refogue o espinafre e adicione o molho de tomate.
3. Sirva a massa com o molho por cima.

Valor Calorico:
- Massa integral (1/2 xícara cozida): 100 calorias
- Espinafre (1 xícara): 25 calorias
- Molho de tomate (1/4 xícara): 30 calorias

Aproximadamente 155 calorias por porção.

Lentilhas ao Curry com Espinafre e Arroz Integral

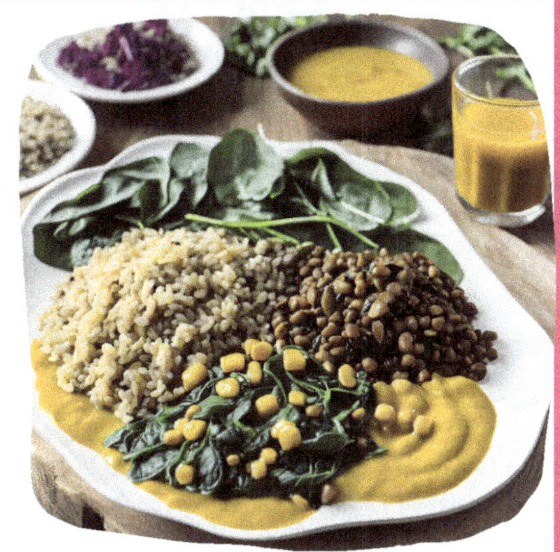

Ingredientes:

- 1 xícara de lentilhas
- 1 xícara de espinafre fresco
- 1/2 cebola picada
- 1 dente de alho picado
- 1 colher de sopa de curry
- 1/2 xícara de arroz integral cozido
- Sal e pimenta a gosto

Modo de Preparo:

1. Refogue a cebola e o alho até ficarem dourados.
2. Adicione as lentilhas, curry, e água suficiente para cobrir.
3. Cozinhe até as lentilhas ficarem macias.
4. No final, adicione o espinafre e misture. Sirva com arroz integral.

Valor Calorico:
Aproximadamente 230 calorias por porção.

Wrap Vegetariano com Hummus e Legumes

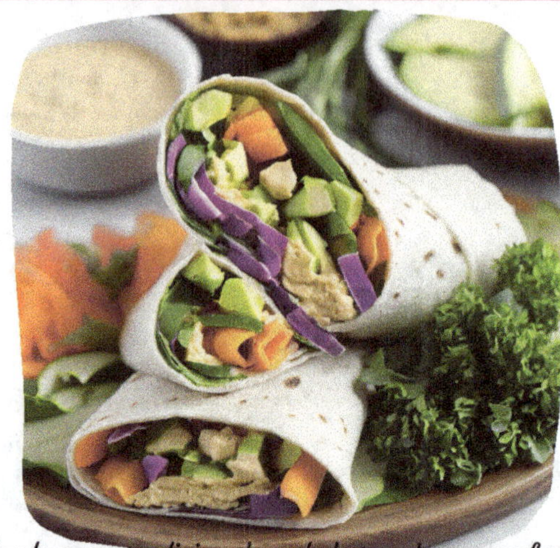

Ingredientes:

- 1 wrap integral ou de espinafre
- 2 colheres de sopa de hummus (pode ser o tradicional ou de beterraba, se preferir)
- 1/4 de abacate fatiado
- 1/2 xícara de cenoura ralada
- 1/2 xícara de pepino fatiado
- 1/4 de xícara de folhas de espinafre fresco ou alface
- 1 colher de chá de azeite de oliva (opcional)
- Sal e pimenta a gosto
- Suco de limão a gosto

Modo de Preparo:

1. Aqueça o wrap em uma frigideira por 1-2 minutos, apenas para deixar mais macio e fácil de enrolar.
2. Espalhe o hummus no centro do wrap.
3. Adicione as fatias de abacate, a cenoura ralada, o pepino fatiado e as folhas de espinafre.
4. Tempere com sal, pimenta e suco de limão.
5. Dobre as laterais do wrap e enrole firmemente.

Valor calórico:
- Wrap integral (1 unidade): 120 calorias
- Hummus (2 colheres de sopa): 70-80 calorias
- Abacate (1/4): 60-70 calorias
- Legumes (cenoura, pepino e espinafre): cerca de 50 calorias
- Azeite de oliva (1 colher de chá): 40 calorias (opcional)

Aproximadamente 300-350 calorias.

Sopas

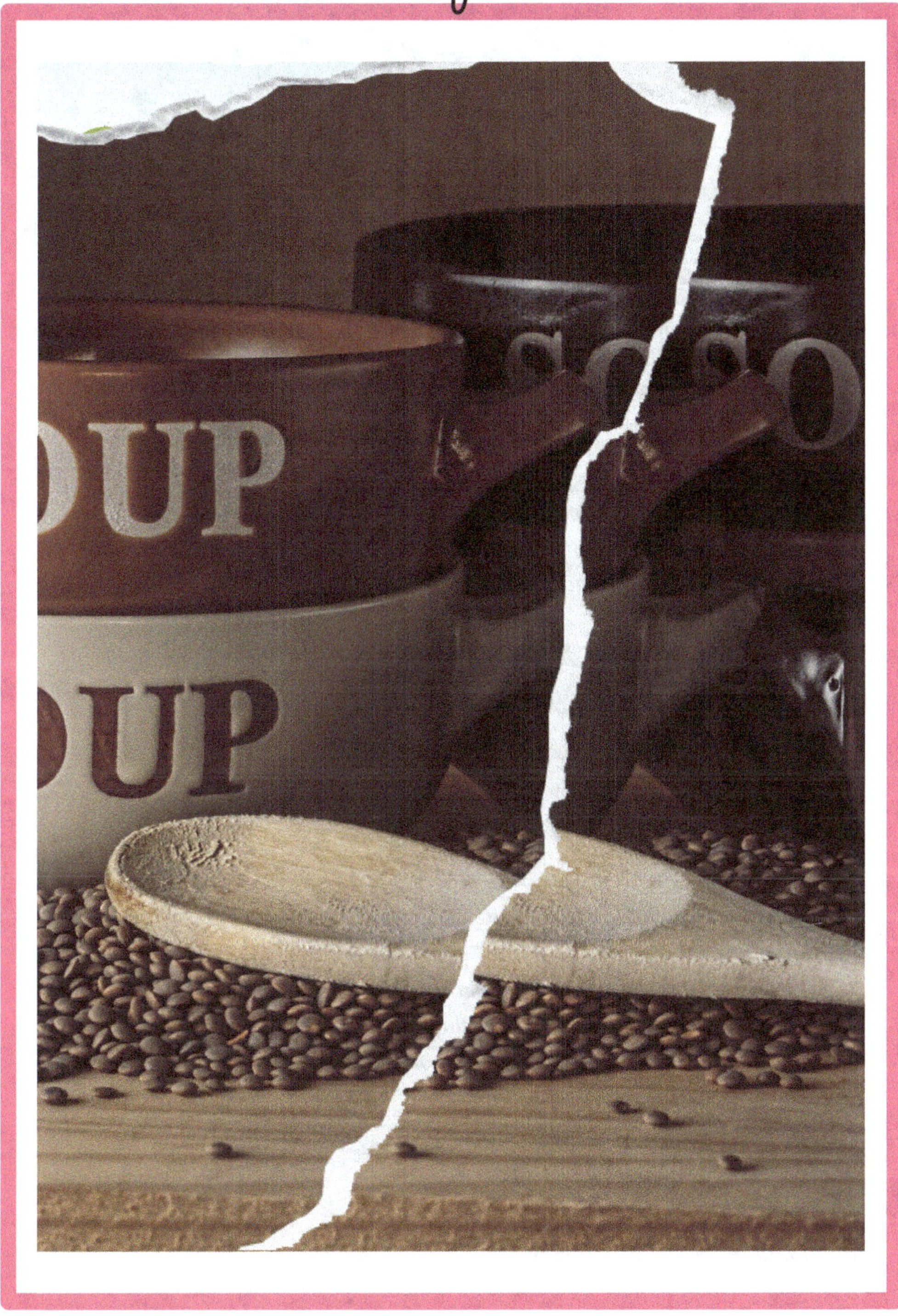

Sopa de Legumes com Frango

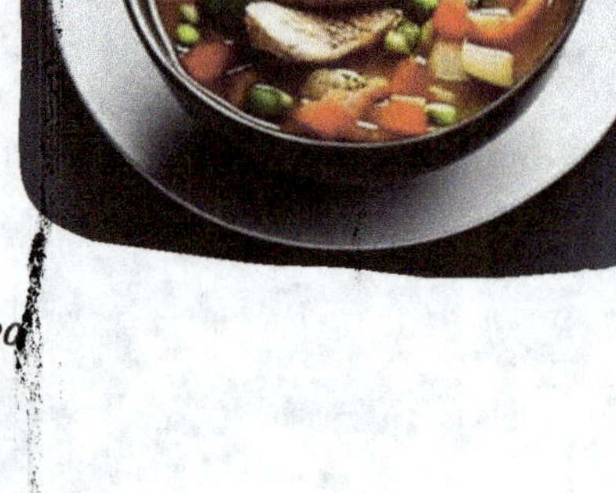

Ingredientes:

- 2 peitos de frango sem pele e sem ossos, cortados em cubos
- 2 cenouras picadas
- 1 cebola picada
- 2 talos de aipo picados
- 2 dentes de alho picados
- 1 colher de chá de alecrim seco
- 4 xícaras de caldo de galinha sem gordura
- 1 xícara de couve-flor picada
- 1 xícara de brócolis picado
- Sal e pimenta a gosto

Modo de Preparo:

1. Em uma panela grande, refogue o frango até que esteja cozido.
2. Adicione a cebola, o aipo e o alho e cozinhe por mais 2 minutos.
3. Adicione as cenouras, o alecrim e o caldo de galinha.
4. Deixe ferver e adicione a couve-flor e o brócolis.
5. Cozinhe até que os legumes estejam macios.
6. Tempere com sal e pimenta a gosto.

Valor Calorico:
Aproximadamente 150 calorias.

Sopa de Abóbora com Gengibre

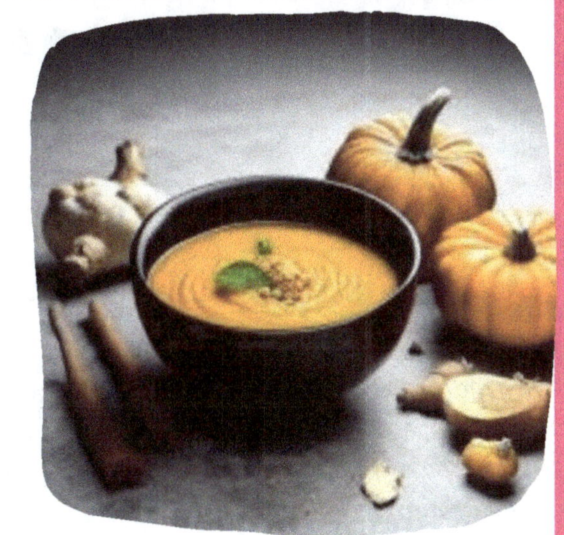

Ingredientes:

- 1 kg de abóbora picada
- 1 cebola picada
- 2 dentes de alho picados
- 1 colher de chá de gengibre ralado
- 4 xícaras de caldo de legumes sem gordura
- 1/2 xícara de leite de coco light
- Sal e pimenta a gosto

Modo de Preparo:

1. Em uma panela grande, refogue a cebola e o alho até que estejam macios.
2. Adicione a abóbora, o gengibre e o caldo de legumes.
3. Deixe ferver e cozinhe até que a abóbora esteja macia.
4. Usando um liquidificador, processe a sopa até ficar homogênea.
5. Adicione o leite de coco e cozinhe por mais 2 minutos.
6. Tempere com sal e pimenta a gosto.

Valor Calorico:
Aproximadamente 150 calorias.

Sopa de Cogumelos com Lentilhas

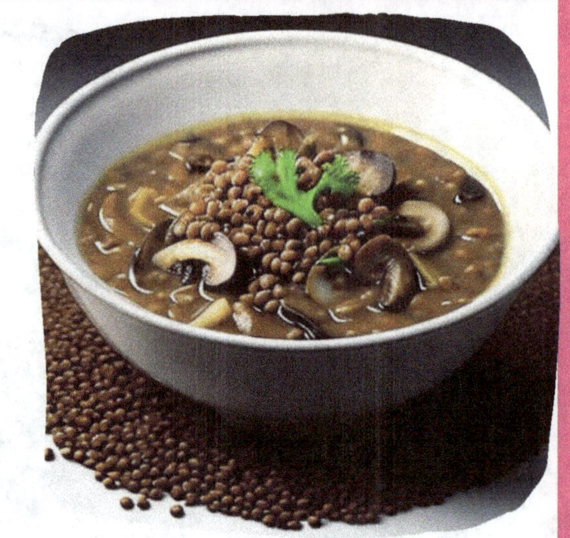

Ingredientes:

- 1 cebola picada
- 2 dentes de alho picados
- 1 colher de chá de tomilho seco
- 4 xícaras de caldo de legumes sem gordura
- 2 xícaras de cogumelos picados
- 1 xícara de lentilhas cozidas
- Sal e pimenta a gosto

Modo de Preparo:

1. Em uma panela grande, refogue a cebola e o alho até que estejam macios.
2. Adicione o tomilho e o caldo de legumes.
3. Deixe ferver e adicione os cogumelos.
4. Cozinhe até que os cogumelos estejam macios.
5. Adicione as lentilhas cozidas e cozinhe por mais 2 minutos.
6. Tempere com sal e pimenta a gosto.

Valor Calorico:
Aproximadamente 150 calorias.

Sopa de Tomate com Espinafre

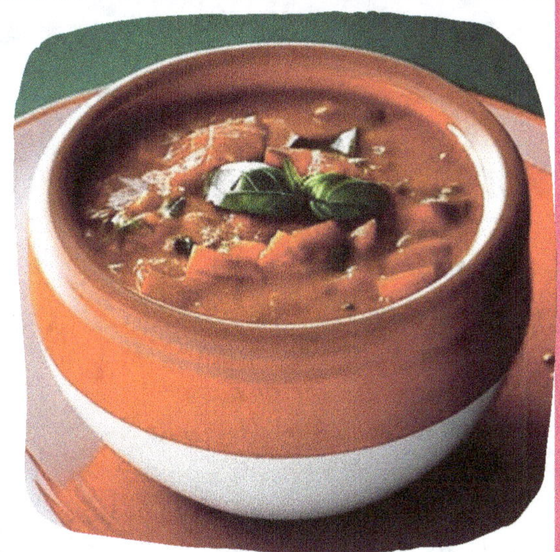

Ingredientes:

- 1 cebola picada
- 2 dentes de alho picados
- 1 colher de chá de manjericão seco
- 4 xícaras de caldo de legumes sem gordura
- 2 xícaras de tomates picados
- 2 xícaras de espinafre picado
- Sal e pimenta a gosto

Modo de Preparo:

1. Em uma panela grande, refogue a cebola e o alho até que estejam macios.
2. Adicione o manjericão e o caldo de legumes.
3. Deixe ferver e adicione os tomates.
4. Cozinhe até que os tomates estejam macios.
5. Adicione o espinafre e cozinhe por mais 2 minutos.
6. Tempere com sal e pimenta a gosto.

Valor Calorico:
Aproximadamente 100 calorias.

Sopa de Beterraba

Ingredientes:

- 2 beterrabas grandes, descascadas e picadas
- 1 cebola grande, picada
- 2 dentes de alho picados
- 2 colheres de sopa de azeite
- 4 xícaras de caldo de legumes
- 1 colher de chá de cominho moído
- 1 colher de chá de sal
- 1/2 colher de chá de pimenta-do-reino
- Suco de 1/2 limão
- Creme de leite fresco para servir (opcional)

Modo de Preparo:

1. Aqueça o azeite em uma panela grande em fogo médio-alto.
2. Adicione a cebola e o alho e cozinhe até ficarem macios.
3. Adicione as beterrabas e o caldo de legumes e deixe ferver.
4. Reduza o fogo e deixe cozinhar por cerca de 20 a 25 minutos, ou até que as beterrabas estejam macias.
5. Usando um liquidificador, processe a sopa até ficar homogênea.
6. Adicione o cominho, o sal, a pimenta-do-reino e o suco de limão.
7. Misture bem e deixe cozinhar por mais 2 a 3 minutos.
8. Sirva quente com uma colherada de creme de leite fresco, se desejar.

Valor Calorico:
Aproximadamente 250-300 calorias.

Sopa de Grão de Bico com Couve

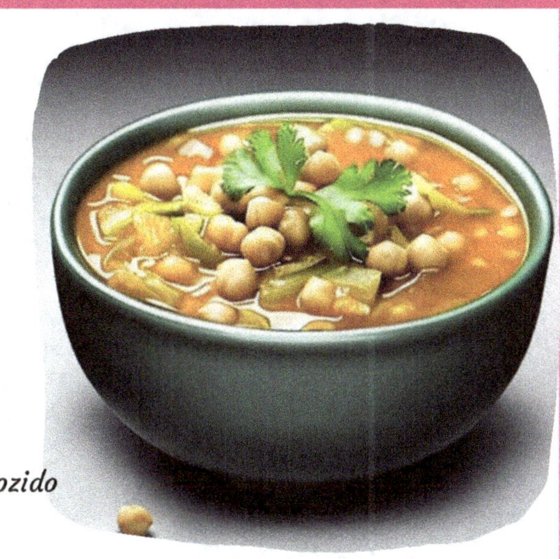

Ingredientes:

- 2 xícaras de grão de bico cozido
- 1 cebola picada
- 2 dentes de alho picados
- 1 colher de chá de cominho em pó
- 4 xícaras de caldo de legumes sem gordura
- 2 xícaras de couve picada
- Sal e pimenta a gosto

Modo de Preparo:

1. Em uma panela grande, refogue a cebola e o alho até que estejam macios.
2. Adicione o cominho e o caldo de legumes.
3. Deixe ferver e adicione o grão de bico.
4. Cozinhe por cerca de 10 minutos.
5. Adicione a couve e cozinhe por mais 2 minutos.
6. Tempere com sal e pimenta a gosto.

Valor Calorico:
Aproximadamente 180 calorias.

Sopa de Abobrinha e Coco

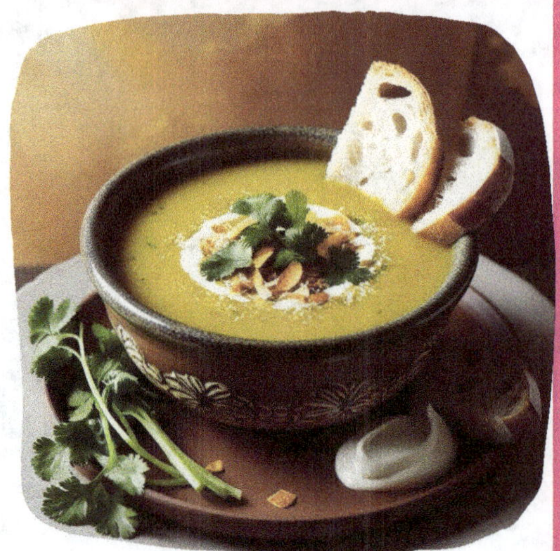

Ingredientes:

- 2 abobrinhas médias
- 1/2 cebola
- 1 dente de alho
- 1/2 xícara de leite de coco
- 3 xícaras de caldo de legumes
- 1 colher de chá de azeite de oliva
- Sal e pimenta a gosto

Modo de Preparo:

1. Refogue a cebola e o alho no azeite até ficarem macios.
2. Adicione as abobrinhas picadas e cozinhe por alguns minutos.
3. Acrescente o caldo de legumes e cozinhe até a abobrinha ficar macia.
4. Bata tudo no liquidificador, adicione o leite de coco e tempere com sal e pimenta.

Valor Calorico:

- Abobrinha (1 xícara picada): 20 calorias
- Leite de coco (1/4 xícara): 50 calorias
- Caldo de legumes (1/2 xícara): 10 calorias
- Azeite (1 colher de chá): 40 calorias

Aproximadamente 120 calorias.

Sopa de Couve-flor com Curry

Ingredientes:

- 1/2 cabeça de couve-flor
- 1/2 cebola
- 1 dente de alho
- 1 colher de chá de curry em pó
- 3 xícaras de caldo de legumes
- 1 colher de chá de azeite de oliva
- Sal e pimenta a gosto

Modo de Preparo:

1. Refogue a cebola e o alho no azeite até ficarem dourados.
2. Adicione a couve-flor picada e o curry em pó, mexa bem.
3. Acrescente o caldo de legumes e cozinhe até a couve-flor ficar bem macia.
4. Bata tudo no liquidificador até ficar cremoso. Tempere a gosto.

Valor Calorico:

- Couve-flor (1 xícara cozida): 25 calorias
- Caldo de legumes (1/2 xícara): 10 calorias
- Azeite (1 colher de chá): 40 calorias

Aproximadamente 80 calorias.

Sopa de Feijão Branco e Espinafre

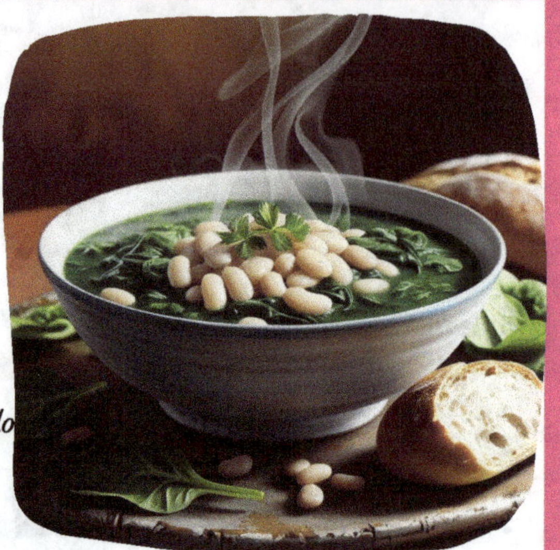

Ingredientes:

- 1 xícara de feijão branco cozido
- 2 xícaras de espinafre fresco
- 1 cebola picada
- 2 dentes de alho picados
- 1 cenoura picada
- 1 folha de louro
- Sal e pimenta a gosto

Modo de Preparo:

1. Refogue a cebola e o alho até dourar.
2. Adicione a cenoura, feijão branco e água suficiente para cobrir.
3. Cozinhe por 20 minutos e adicione o espinafre nos últimos 5 minutos.
4. Bata ou sirva com pedaços.

Valor Calorico:

- Feijão branco (1/2 xícara): 100 calorias
- Espinafre (1/2 xícara): 20 calorias

Aproximadamente 160 calorias por porção.

Sopa de Brócolis com Tofu

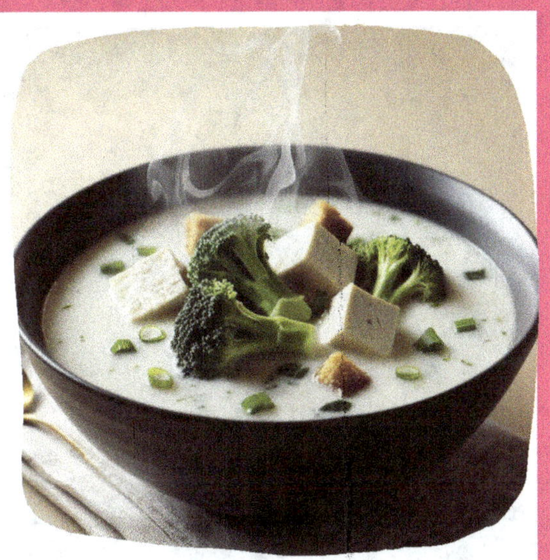

Ingredientes:

- 2 xícaras de brócolis
- 1/2 xícara de tofu firme
- 1 cebola picada
- 2 dentes de alho picados
- 1 colher de sopa de azeite
- Sal e pimenta a gosto

Modo de Preparo:

1. Refogue a cebola e o alho no azeite.
2. Adicione o brócolis e água suficiente para cobrir.
3. Cozinhe até que o brócolis esteja macio, depois adicione o tofu cortado em cubos.
4. Bata tudo no liquidificador até formar um creme.

Valor Calorico:
- Brócolis (1 xícara): 55 calorias
- Tofu (1/4 xícara): 60 calorias

Aproximadamente 150 calorias por porção.

Sobremesas

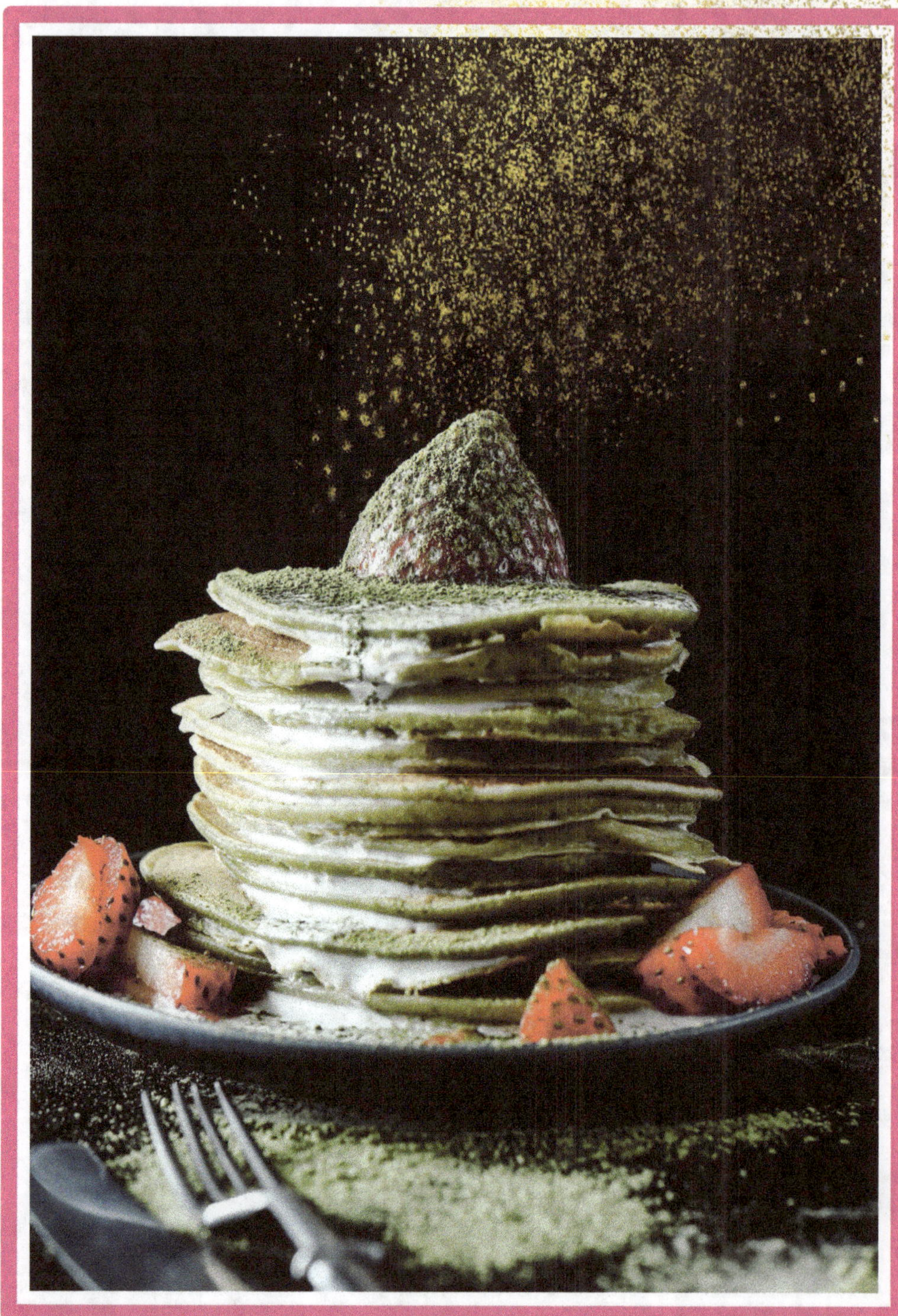

Brownie de Abóbora

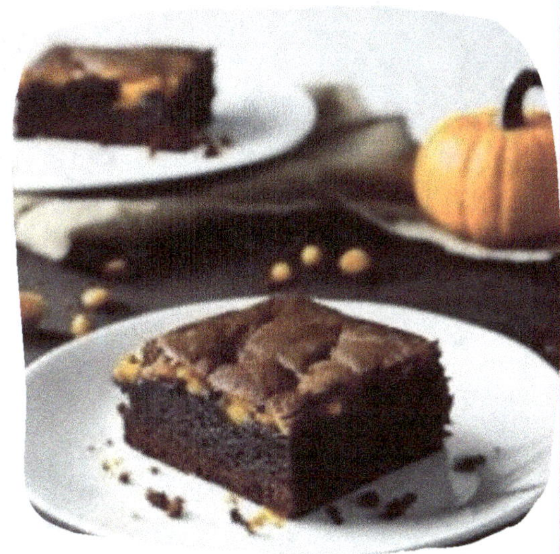

Ingredientes:

- 2 xícaras de abóbora cozida e amassada
- 1/2 xícara de farinha de amêndoas
- 1/2 xícara de cacau em pó sem açúcar
- 1/4 xícara de mel
- 1 colher de chá de extrato de baunilha
- 1 colher de chá de bicarbonato de sódio
- 1 pitada de sal

Modo de Preparo:

1. Pré-aqueça o forno a 180°C.
2. Misture todos os ingredientes em uma tigela até obter uma mistura homogênea.
3. Despeje a mistura em uma forma untada e leve ao forno por cerca de 25-30 minutos.

Valor Calorico:
Aproximadamente 90 calorias.

Pudim de Chia com Beterraba

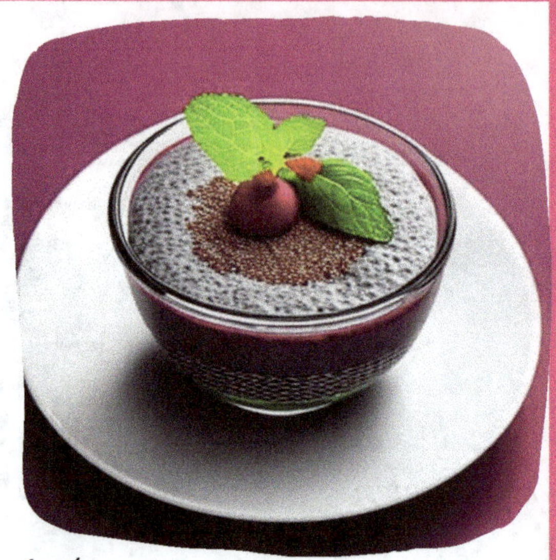

Ingredientes:

- 1 beterraba pequena cozida e picada
- 1/2 xícara de leite de amêndoas sem açúcar
- 1/4 xícara de sementes de chia
- 1 colher de sopa de mel
- 1 colher de chá de extrato de baunilha

Modo de Preparo:

1. Bata a beterraba e o leite de amêndoas no liquidificador até obter uma mistura homogênea.
2. Despeje a mistura em uma tigela e adicione as sementes de chia, o mel e a baunilha. Misture bem.
3. Leve à geladeira por cerca de 2 horas ou até que a mistura tenha engrossado e adquirido consistência de pudim.

Valor Calorico:
Aproximadamente 120 calorias.

Gelado de Abacate com Espinafre

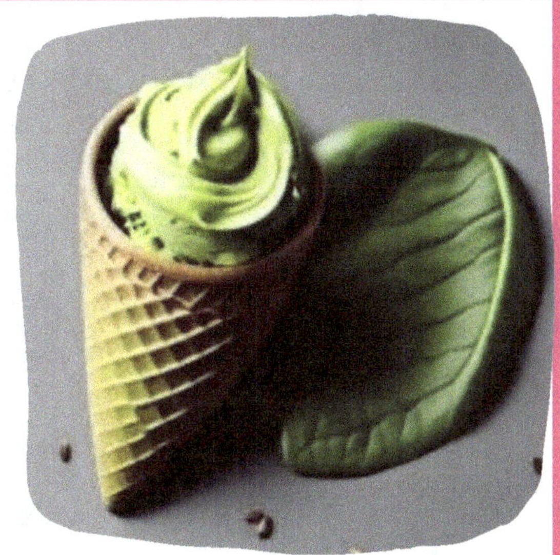

Ingredientes:

- 1 abacate maduro
- 1/2 xícara de espinafre fresco
- 1/2 xícara de leite de coco sem açúcar
- 2 colheres de sopa de mel
- 1 colher de chá de suco de limão

Modo de Preparo:

1. Bata todos os ingredientes no liquidificador até obter uma mistura homogênea.
2. Despeje a mistura em uma forma e leve ao freezer por cerca de 3-4 horas ou até que o sorvete esteja firme.
3. Retire do freezer e sirva.

Valor Calorico:
Aproximadamente 150 calorias.

Bolo de Cenoura com Aveia

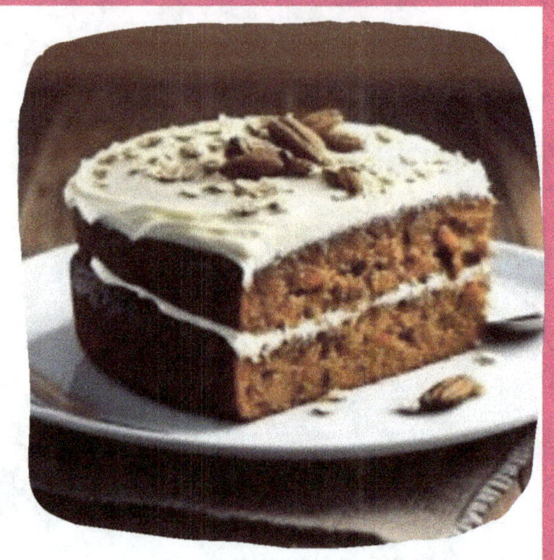

Ingredientes:

- 2 cenouras médias raladas
- 1 xícara de aveia em flocos
- 1/2 xícara de leite de coco sem açúcar
- 2 ovos
- 1/4 xícara de óleo de coco
- 1 colher de sopa de fermento em pó

Modo de Preparo:

1. Pré-aqueça o forno a 180°C.
2. Misture a cenoura ralada, a aveia, o leite de coco, os ovos e o óleo de coco em uma tigela.
3. Adicione o fermento em pó e misture novamente.
4. Despeje a mistura em uma forma untada e leve ao forno por cerca de 25-30 minutos.

Valor Calorico:
Aproximadamente 100 calorias.

Mousse de Chocolate com Abacate

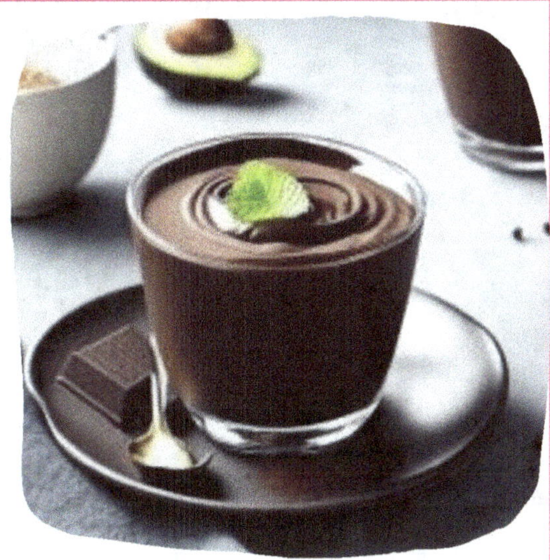

Ingredientes:

- 1 abacate maduro
- 1/2 xícara de cacau em pó sem açúcar
- 1/4 xícara de mel
- 1/2 colher de chá de extrato de baunilha

Modo de Preparo:

1. Bata todos os ingredientes no liquidificador até obter uma mistura homogênea e cremosa.
2. Despeje a mistura em taças individuais e leve à geladeira por cerca de 1 hora ou até que esteja firme.

Valor Calorico:
Aproximadamente 120 calorias.

Bolinhos de Banana e Aveia

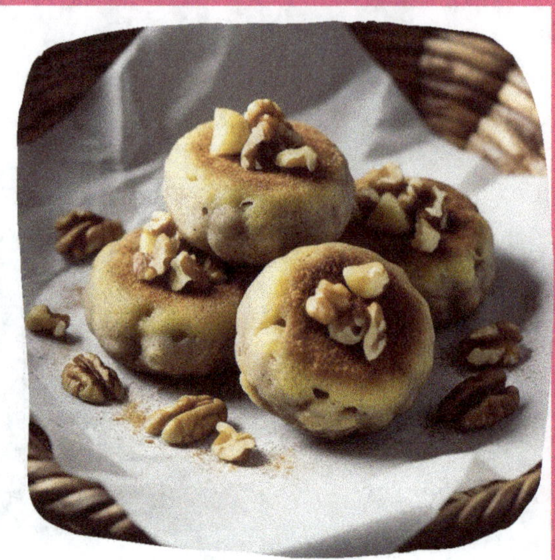

Ingredientes:

- 2 bananas maduras
- 1 xícara de aveia em flocos
- 1 colher de chá de canela
- 1/4 xícara de nozes ou castanhas picadas (opcional)
- 1 colher de chá de essência de baunilha

Modo de Preparo:

1. Amasse as bananas e misture todos os ingredientes.
2. Modele a massa em bolinhos e asse em forno pré-aquecido a 180°C por 15-20 minutos, ou até dourar.

Valor Calorico:
- Banana (1 unidade): 90 calorias
- Aveia (1/4 xícara): 75 calorias

Aproximadamente 120 calorias por bolinho.

Trufas de Cacau e Tâmara

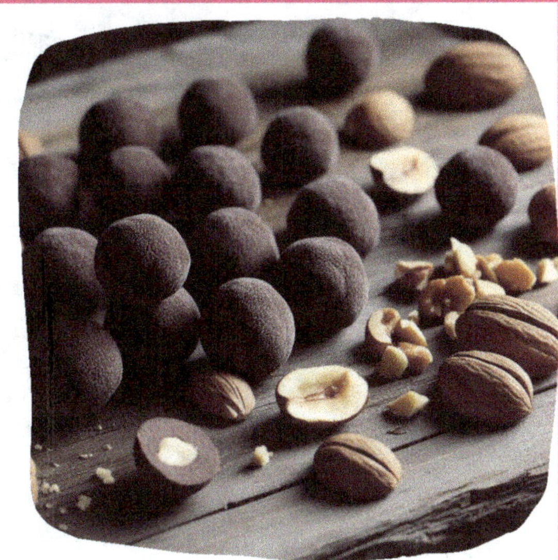

Ingredientes:

- *8 tâmaras sem caroço*
- *2 colheres de sopa de cacau em pó sem açúcar*
- *1 colher de chá de essência de baunilha*
- *1/4 xícara de nozes ou castanhas picadas (opcional)*

Modo de Preparo:

1. Processe as tâmaras, cacau e essência de baunilha no processador de alimentos até formar uma massa.
2. Modele em bolinhas e passe no cacau em pó ou nas nozes.
3. Leve à geladeira por 30 minutos antes de servir.

Valor Calorico:

- *Tâmaras (2 unidades): 50 calorias*
- *Cacau em pó (1 colher de sopa): 12 calorias*

Aproximadamente 60 calorias por trufa.

Barras de Granola Caseiras

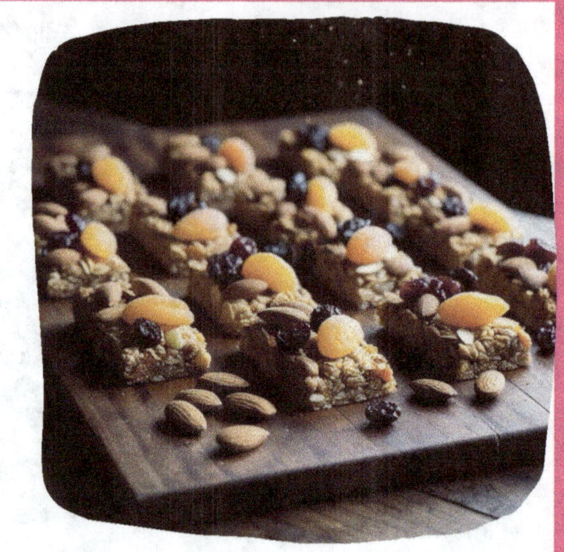

Ingredientes:

- *1 xícara de aveia*
- *1/2 xícara de mel*
- *1/4 xícara de amêndoas ou castanhas*
- *1/4 xícara de frutas secas (tâmaras, uvas passas)*
- *1/2 colher de chá de essência de baunilha*

Modo de Preparo:

1.Misture todos os ingredientes e pressione em uma forma.
2.Leve ao forno a 180°C por 15 minutos.
3.Corte em barras e sirva..

Valor Calorico:
- *Aveia (1/4 xícara): 75 calorias*
- *Mel (1 colher de sopa): 60 calorias*

Aproximadamente 130 calorias por barra.

Bolo de Courgete e Nozes

Ingredientes:

- *1 1/2 xícaras de farinha de trigo integral*
- *1 colher de chá de bicarbonato de sódio*
- *1/2 colher de chá de fermento em pó*
- *1/2 colher de chá de sal*
- *1/2 colher de chá de canela em pó*
- *1/2 xícara de nozes picadas*
- *2 ovos*
- *1/2 xícara de óleo de coco derretido*
- *1/2 xícara de xarope de bordo ou mel*
- *1 colher de chá de essência de baunilha*
- *1 1/2 xícaras de courgette ralada*

Modo de Preparo:

1. *Preaqueça o forno a 180°C. Unte uma forma de bolo com óleo de coco e farinha de trigo integral.*
2. *Em uma tigela grande, misture a farinha integral, bicarbonato de sódio, fermento em pó, sal e canela. Adicione as nozes e misture bem.*
3. *Em outra tigela, bata os ovos. Adicione o óleo de coco, xarope de bordo ou mel e essência de baunilha. Misture bem.*
4. *Adicione a mistura líquida à mistura seca e mexa até que fique homogêneo.*
5. *Adicione a courgette ralada e misture bem.*
6. *Despeje a mistura na forma preparada e leve ao forno por cerca de 40 minutos ou até que o bolo esteja dourado e um palito inserido no centro saia limpo.*
7. *Deixe o bolo esfriar antes de servir.*

Valor Calorico:
Aproximadamente 200-250 calorias.

Batido Gelado de Frutos Vermelhos e Yogurte

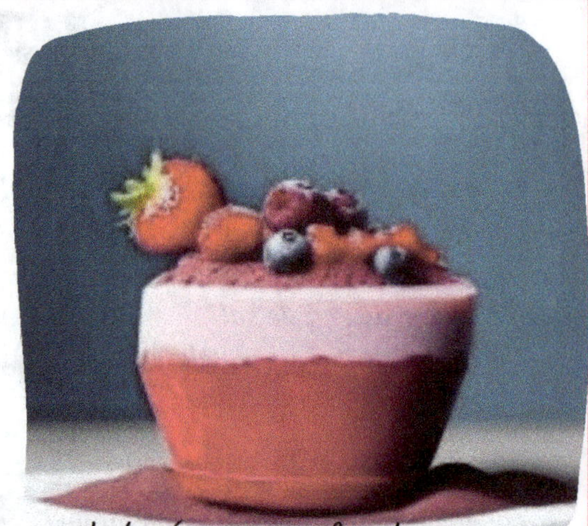

Ingredientes:

- *2 xícaras de frutos vermelhos congelados (morangos, framboesas, mirtilos)*
- *1 xícara de iogurte grego natural sem açúcar*
- *1 colher de sopa de mel (opcional)*
- *1 colher de chá de extrato de baunilha (opcional)*

Modo de Preparo:

1. Adicione os frutos vermelhos congelados e o iogurte em um processador de alimentos ou liquidificador e misture até obter uma consistência homogênea.
2. Adicione o mel e o extrato de baunilha, se estiver usando, e misture novamente.
3. Despeje a mistura em uma forma de sorvete e leve ao congelador por cerca de 2-3 horas, ou até que esteja completamente congelado.
4. Quando estiver pronto para servir, retire do congelador e deixe descansar por alguns minutos antes de servir.

Valor Calorico:
Aproximadamente 100-120 calorias.

Bebidas & Batidos

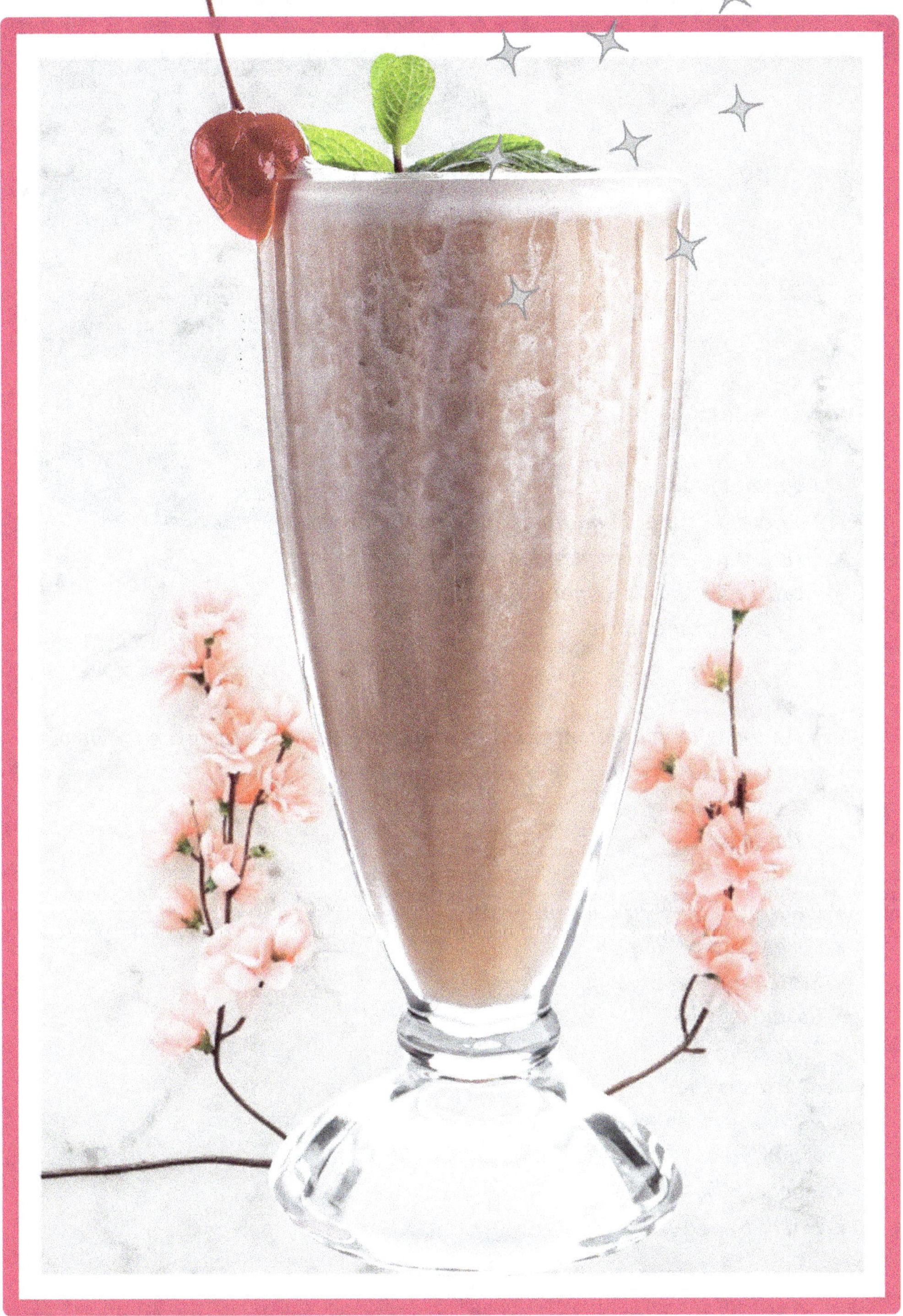

Smoothie de Banana e Manteiga de Amendoim

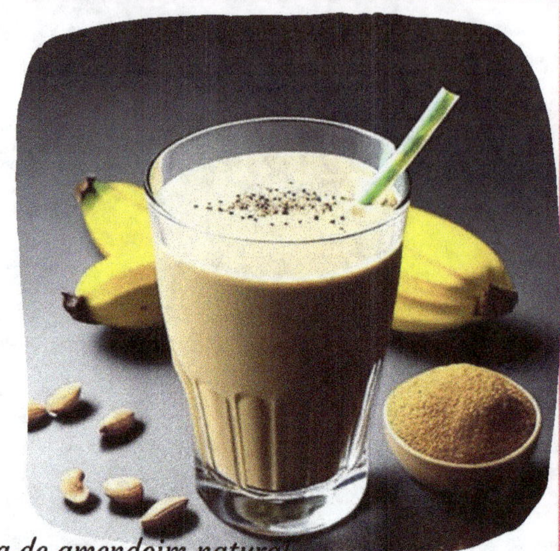

Ingredientes:

- 1 banana madura
- 1 colher de sopa de manteiga de amendoim natural
- 1 xícara de leite de amêndoa sem açúcar
- 1 colher de chá de sementes de chia
- Cubos de gelo a gosto

- Bata todos os ingredientes em um liquidificador até ficar homogêneo.

Valor Calorico:

- Calorias: 250-300 calorias
- Carboidratos: 35g
- Proteínas: 9g
- Gorduras: 11g
- Fibras: 6g
- Açúcares: 16g
- Vitamina A: 1% da DDR
- Vitamina C: 16% da DDR
- Cálcio: 20% da DDR
- Ferro: 5% da DDR

Sumo Verde de Espinafre e Maçã

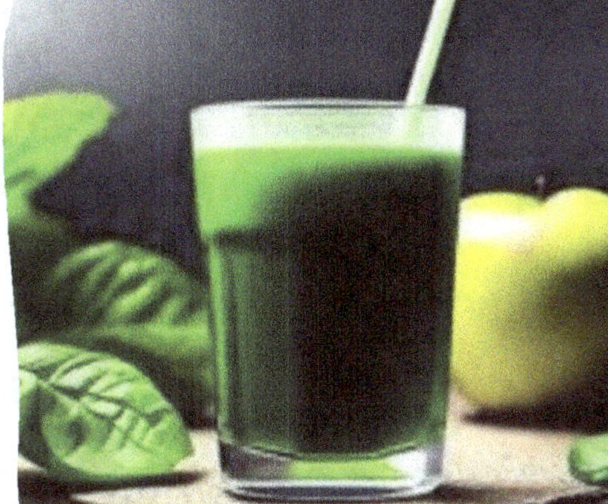

Ingredientes:

- *2 xícaras de espinafre fresco*
- *1 maçã verde, picada*
- *1 pepino, descascado e picado*
- *1 talo de aipo, picado*
- *Suco de meio limão*
- *1 xícara de água de coco sem açúcar*

- *Bata todos os ingredientes em um liquidificador até ficar homogêneo.*

Valor Calorico:

- *Calorias: 100-150 calorias*
- *Carboidratos: 25g*
- *Proteínas: 2g*
- *Gorduras: 0,5g*
- *Fibras: 4g*
- *Açúcares: 17g*
- *Vitamina A: 149% da DDR*
- *Vitamina C: 68% da DDR*
- *Cálcio: 10% da DDR*
- *Ferro: 2% da DDR*

Batido de Abacate e Cacau

Ingredientes:

- 1 abacate maduro
- 1 banana madura
- 1 colher de sopa de cacau em pó sem açúcar
- 1 xícara de leite de amêndoa sem açúcar
- Cubos de gelo a gosto

- Bata todos os ingredientes em um liquidificador até ficar homogêneo.

Valor Calorico:

- Calorias: 350-400 calorias
- Carboidratos: 28g
- Proteínas: 8g
- Gorduras: 26g
- Fibras: 13g Açúcares:
- 8g Vitamina A: 1% da
- DDR Vitamina C: 8% da
- DDR Cálcio: 10% da
- DDR Ferro: 10% da DDR

Smoothie de Kefir e Frutas Vermelhas

Ingredientes:

- 1 xícara de kefir
- 1 xícara de frutas vermelhas congeladas (morangos, framboesas, mirtilos)
- 1 colher de sopa de sementes de linhaça
- Cubos de gelo a gosto

- Bata todos os ingredientes em um liquidificador até ficar homogêneo.

Valor Calorico:

- Calorias: 150-200 calorias
- Carboidratos: 23g
- Proteínas: 10g
- Gorduras: 3g
- Fibras: 3g
- Açúcares: 16g
- Vitamina A: 8% da DDR
- Vitamina C: 45% da DDR
- Cálcio: 35% da DDR
- Ferro: 2% da DDR

Sumo de Cenoura e Laranja

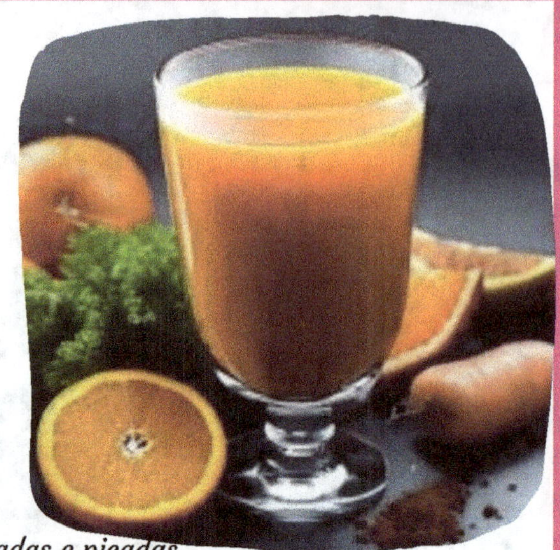

Ingredientes:

- 2 cenouras médias, descascadas e picadas
- 1 laranja, descascada e picada
- 1 pedaço pequeno de gengibre fresco, descascado
- 1 xícara de água

- Bata todos os ingredientes em um liquidificador até ficar homogêneo.

Valor Calorico:

- Calorias: 70
- Carboidratos: 17g
- Proteínas: 1g
- Gorduras: 0,5g
- Fibras: 2g
- Açúcares: 12g
- Vitamina A: 206% da dose diária recomendada (DDR)
- Vitamina C: 93% da DDR
- Cálcio: 5% da DDR
- Ferro: 2% da DDR

Batido de Iogurte e Banana

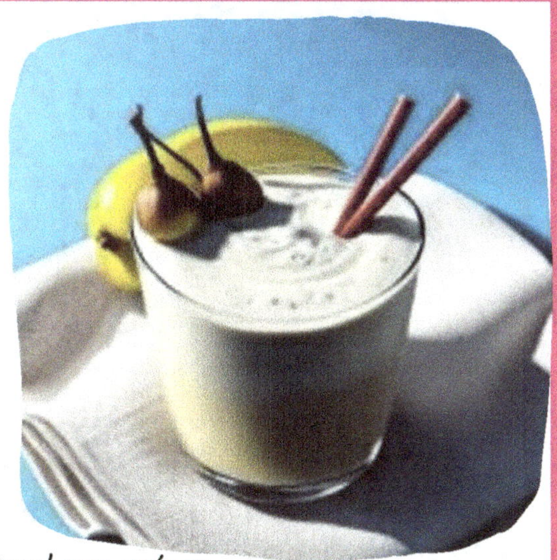

Ingredientes:

- 1 banana madura
- 1 xícara de iogurte grego natural sem açúcar
- 1 colher de sopa de sementes de chia
- 1 colher de chá de mel (opcional)
- Cubos de gelo a gosto

- Bata todos os ingredientes em um liquidificador até ficar homogêneo.

Valor Calorico:

- Calorias: 200-250 calorias
- Carboidratos: 34g
- Proteínas: 14g
- Gorduras: 4g
- Fibras: 4g
- Açúcares: 20g
- Vitamina A: 6% da DDR
- Vitamina C: 15% da DDR
- Cálcio: 30% da DDR
- Ferro: 3% da DDR

Smoothie de Abacaxi e Leite de Coco

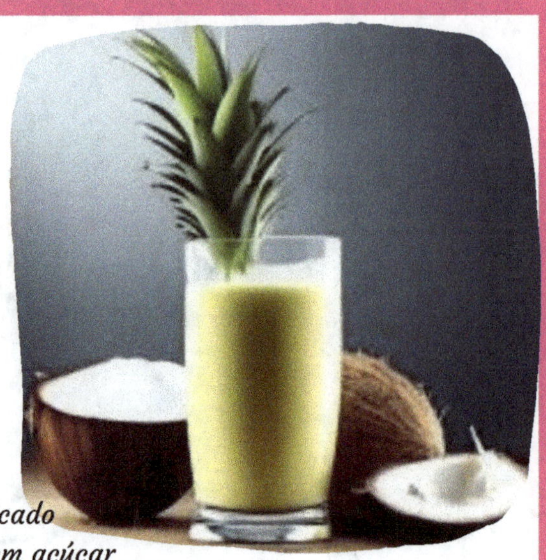

Ingredientes:

- 1 xícara de abacaxi fresco picado
- 1/2 xícara de leite de coco sem açúcar
- 1 banana madura
- 1 colher de sopa de sementes de cânhamo
- Cubos de gelo a gosto

- Bata todos os ingredientes em um liquidificador até ficar homogêneo.

Valor Calorico:

- Calorias: 180
- Carboidratos: 27g
- Proteínas: 3g
- Gorduras: 8g
- Fibras: 4g
- Açúcares: 16g
- Vitamina A: 2% da DDR
- Vitamina C: 80% da DDR
- Cálcio: 8% da DDR
- Ferro: 10% da DDR

Batido Verde Detox

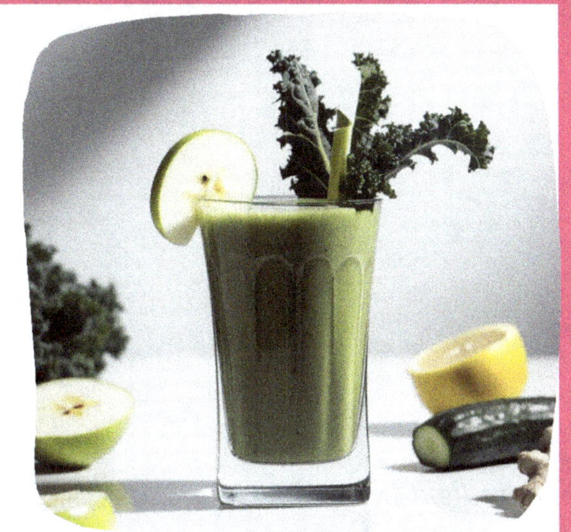

Ingredientes:

- 1 maçã verde
- 1 pepino pequeno
- 1 punhado de couve
- 1 limão (suco)
- 1/2 pedaço de gengibre
- 1/2 xícara de água de coco

- Bata todos os ingredientes em um liquidificador até ficar homogêneo.

Valor Calorico:

- Maçã verde (1 unidade): 80 calorias
- Pepino (1 pequeno): 10 calorias
- Couve (1 punhado): 10 calorias
- Limão (1 unidade): 10 calorias
- Água de coco (1/2 xícara): 20 calorias

Total aproximado: 130 calorias

Smoothie de Beterraba e Maçã

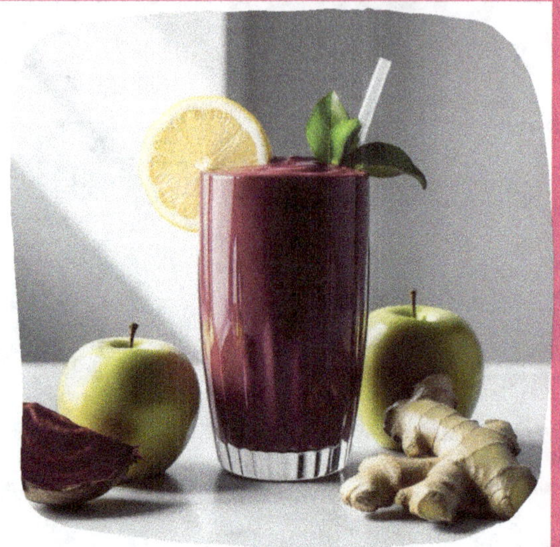

Ingredientes:

- 1 beterraba média crua
- 1 maçã
- 1/2 limão (suco)
- 1 pedaço de gengibre (opcional)

- Bata todos os ingredientes em um liquidificador até ficar homogêneo.

Valor Calorico:

- Beterraba (1 unidade média): 35 calorias
- Maçã (1 unidade): 80 calorias
- Limão (1/2 unidade): 5 calorias

Total aproximado: 120 calorias

Batido de Manga e Abacaxi

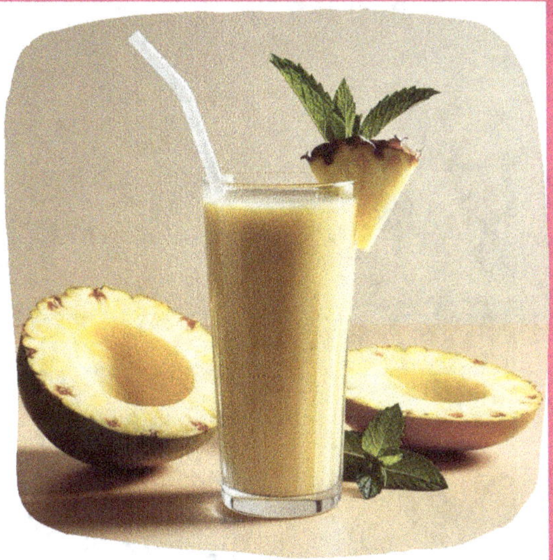

Ingredientes:

- 1/2 manga
- 1/2 xícara de abacaxi picado
- 1/2 xícara de iogurte natural
- 1/2 xícara de água ou leite vegetal

- Bata todos os ingredientes em um liquidificador até ficar homogêneo.

Valor Calorico:

- Manga (1/2 unidade): 70 calorias
- Abacaxi (1/2 xícara): 40 calorias
- Iogurte natural (1/2 xícara): 80 calorias

Total aproximado: 190 calorias

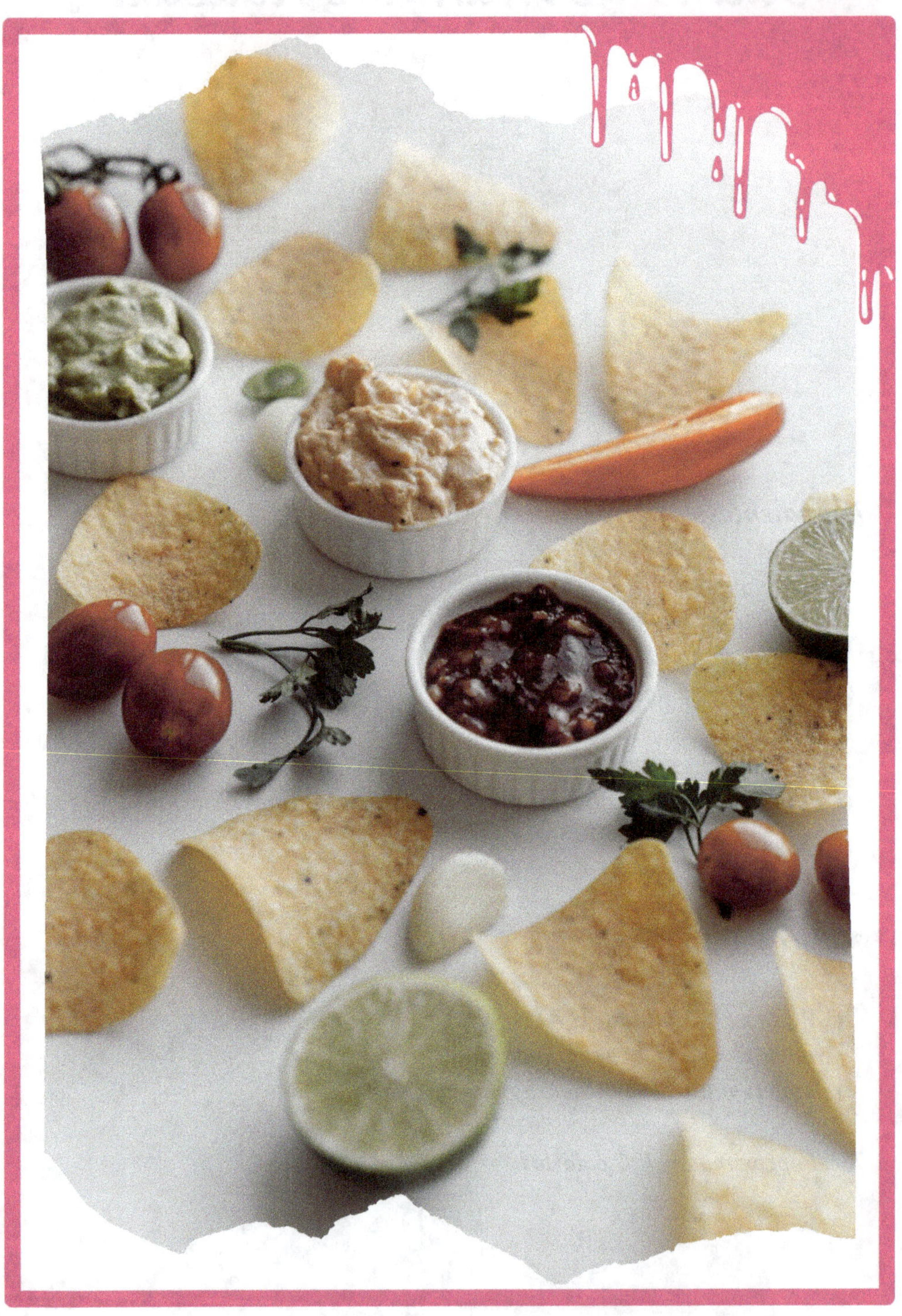

Hummus Clássico

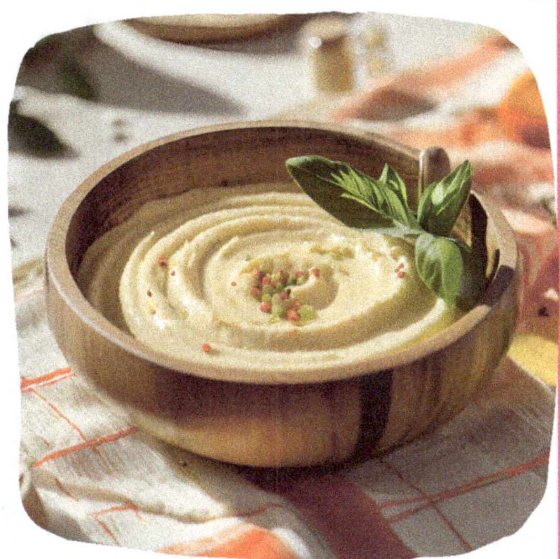

Ingredientes:

- 1 lata de grão-de-bico (ou 1 xícara de grão-de-bico cozido)
- 2 colheres de sopa de tahine (pasta de gergelim)
- Suco de 1 limão
- 1 dente de alho
- 2 colheres de sopa de azeite de oliva
- Sal e pimenta a gosto
- Água (para ajustar a textura)

Modo de Preparo:

1. Bata todos os ingredientes no processador de alimentos até obter uma pasta cremosa.
2. Se necessário, adicione um pouco de água para ajustar a consistência.
3. Sirva com tostas.

Valor Calorico:
Aproximadamente 70 (por 2 colheres de sopa).

Patê de Atum

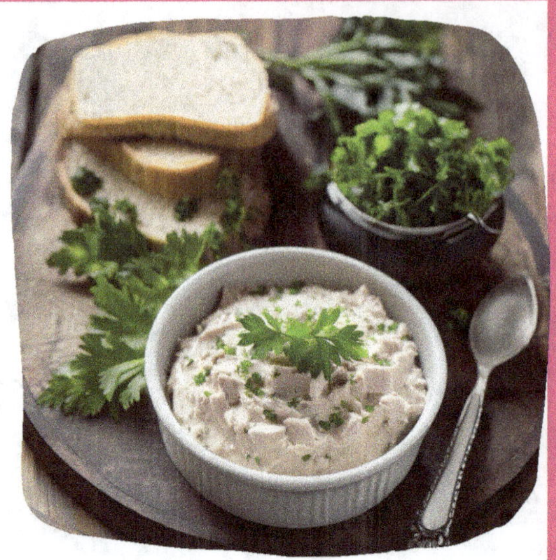

Ingredientes:

- 1 lata de atum em azeite (escorrido)
- 3 colheres de sopa de maionese light
- 1 colher de chá de mostarda
- Suco de 1/2 limão
- Sal e pimenta a gosto

Modo de Preparo:

1. Misture todos os ingredientes em uma tigela até obter um patê bem homogêneo.
2. Sirva com tostas.

Valor Calorico:
Aproximadamente 90 (por 2 colheres de sopa).

Patê de Delícias do Mar

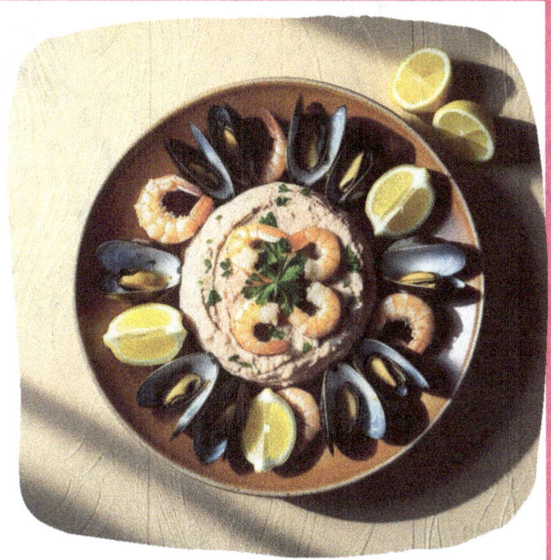

Ingredientes:

- 100g de delícias do mar picadas
- 3 colheres de sopa de maionese light
- 1 colher de sopa de suco de limão
- 1 colher de chá de mostarda
- Sal e pimenta a gosto

Modo de Preparo:

1. Misture todos os ingredientes em um processador de alimentos até que fiquem bem combinados.
2. Sirva com tostas ou como acompanhamento.

Valor Calorico:
Aproximadamente 70 (por 2 colheres de sopa).

Maionese Caseira

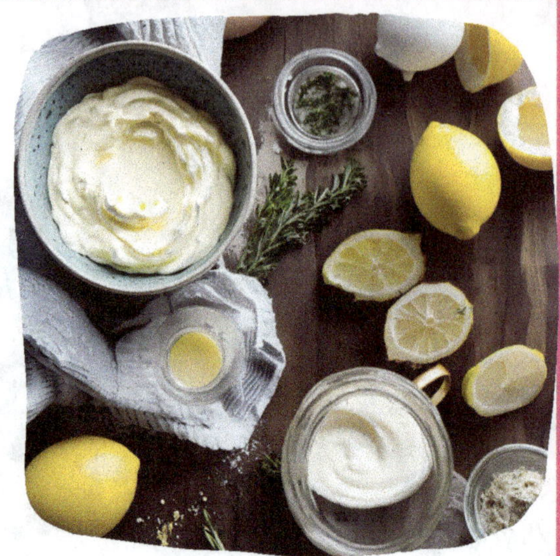

Ingredientes:

- 1 ovo
- 1 colher de sopa de mostarda
- 1 xícara de óleo de girassol
- 1 colher de sopa de vinagre
- Sal e pimenta a gosto

Modo de Preparo:

1. Bata o ovo com a mostarda e o vinagre. Aos poucos, adicione o óleo, em fio, enquanto bate até formar uma maionese cremosa.
2. Tempere com sal e pimenta.

Valor Calorico:
Aproximadamente 90 (por 1 colheres de sopa).

Guacamole

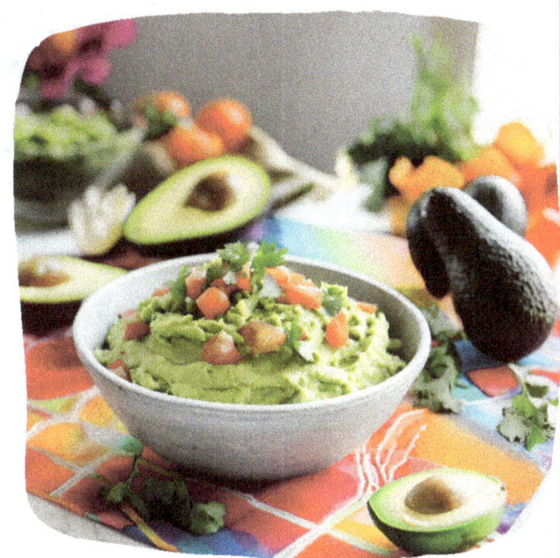

Ingredientes:

- 2 abacates maduros
- Suco de 1 limão
- 1/2 cebola roxa picada
- 1 tomate picado
- 1 dente de alho picado
- Coentro fresco (opcional)
- Sal e pimenta a gosto

Modo de Preparo:

1.Amasse o abacate com um garfo e misture todos os outros ingredientes.
2.Ajuste o tempero a gosto e sirva imediatamente.

Valor Calorico:
Aproximadamente 80 (por 2 colheres de sopa).

Molho de Alho

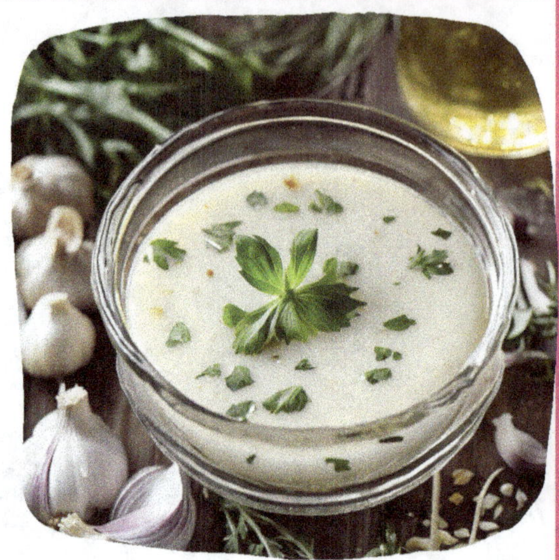

Ingredientes:

- 1 dente de alho picado
- 2 colheres de sopa de maionese light
- 1 colher de chá de suco de limão
- Sal e pimenta a gosto

Modo de Preparo:

1. Misture todos os ingredientes até obter um molho cremoso e homogêneo.
2. Sirva com tostas ou legumes.

Valor Calorico:
Aproximadamente 60 (por 1 colheres de sopa).

Molho Pesto

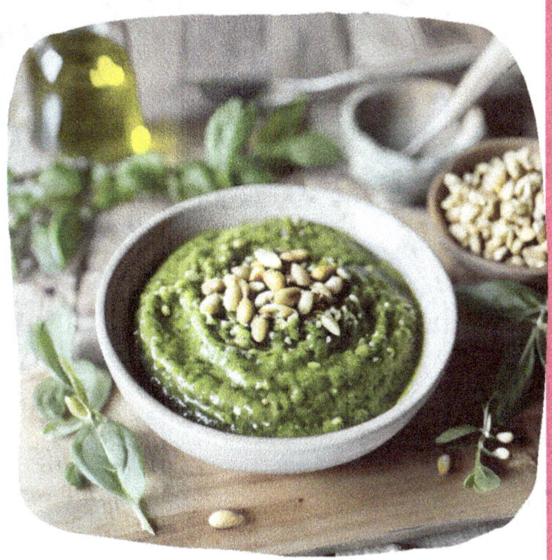

Ingredientes:

- 1 xícara de folhas de manjericão fresco
- 1/4 xícara de nozes ou castanha de caju
- 1/4 xícara de queijo parmesão ralado
- 2 colheres de sopa de azeite de oliva
- 1 dente de alho
- Sal e pimenta a gosto

Modo de Preparo:

1. Bata todos os ingredientes no processador de alimentos até formar uma pasta cremosa.
2. Se necessário, adicione mais azeite para ajustar a consistência.

Valor Calorico:
Aproximadamente 90 (por 1 colheres de sopa).

Molho Tzatziki

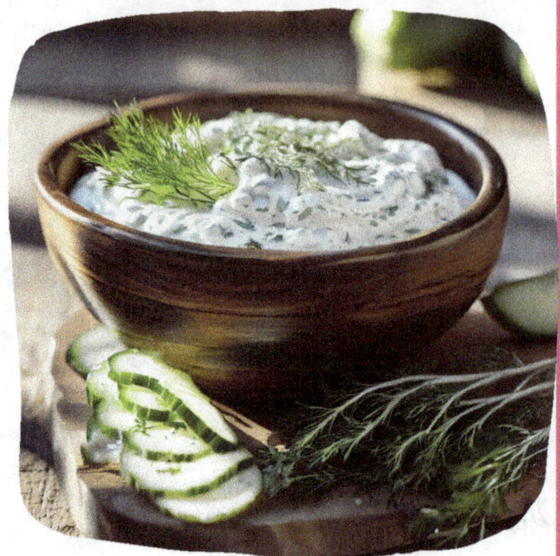

Ingredientes:

- 1/2 pepino ralado
- 1/2 xícara de iogurte grego natural
- 1 dente de alho picado
- Suco de 1/2 limão
- Sal e pimenta a gosto
- Hortelã fresca picada (opcional)

Modo de Preparo:

1. Misture todos os ingredientes em uma tigela até ficar homogêneo.
2. Sirva gelado com tostas.

Valor Calorico:
Aproximadamente 40 (por 2 colheres de sopa).

Molho de Hortelã

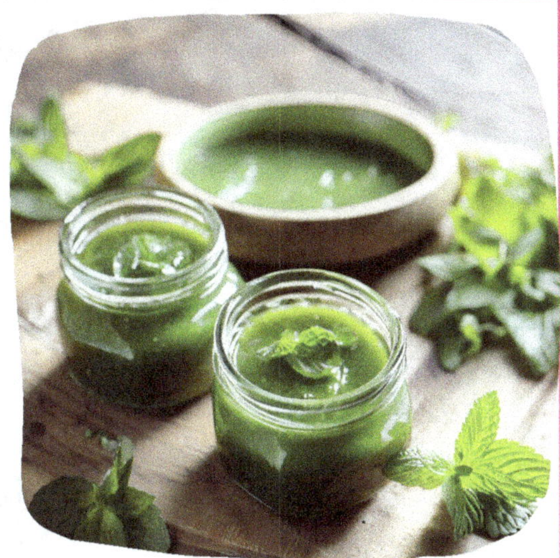

Ingredientes:

- 1/4 xícara de folhas de hortelã frescas
- 1 colher de sopa de vinagre de maçã
- 1 colher de sopa de mel
- 1/2 xícara de iogurte natural
- Sal e pimenta a gosto

Modo de Preparo:

1. Misture todos os ingredientes no processador até obter um molho cremoso.
2. Sirva com tostas ou como molho para saladas.

Valor Calorico:
Aproximadamente 40 (por 2 colheres de sopa).

Molho de Tomate com Legumes

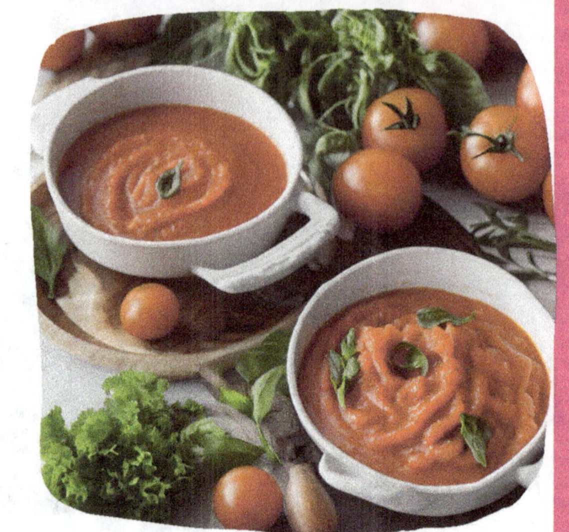

Ingredientes:

- *2 tomates maduros*
- *1/2 cebola picada*
- *1 dente de alho picado*
- *1/4 xícara de pimentão vermelho picado*
- *1 colher de sopa de azeite de oliva*
- *Sal e pimenta a gosto*
- *Ervas frescas (manjericão ou orégano)*

Modo de Preparo:

1. Refogue a cebola, o alho e o pimentão no azeite.
2. Adicione os tomates picados e cozinhe até que tudo esteja bem misturado e macio.
3. Tempere com ervas, sal e pimenta. Sirva com tostas.

Valor Calorico:
Aproximadamente 40 (por 2 colheres de sopa).

Curiosidades

O intestino é um dos órgãos mais importantes do nosso corpo, responsável por digerir e absorver os nutrientes dos alimentos que consumimos.

Mas além disso, ele também abriga uma grande quantidade de bactérias benéficas que desempenham um papel crucial na nossa saúde.

Essas bactérias, conhecidas como microbiota intestinal, ajudam na digestão, na absorção de nutrientes e na manutenção do sistema imunológico.

Quando temos uma microbiota intestinal saudável, isso pode contribuir para a perda de peso.

Isso ocorre porque essas bactérias ajudam a regular o metabolismo, a controlar a fome e a absorver os nutrientes de maneira mais eficiente.

Além disso, uma dieta saudável e equilibrada pode promover o crescimento de bactérias benéficas no intestino, o que pode ajudar a reduzir a inflamação e melhorar a saúde geral do corpo.

No entanto, é importante lembrar que a perda de peso não é apenas sobre o intestino e a microbiota intestinal.

Uma dieta saudável e equilibrada, combinada com exercícios físicos regulares, também é crucial para alcançar e manter um peso saudável.

É importante lembrar que cada pessoa é única e que o que funciona para uma pessoa pode não funcionar para outra.

Por isso, é sempre recomendado consultar um profissional de saúde antes de fazer qualquer mudança na dieta ou no estilo de vida.

Curiosidades

Fígado

O fígado é um órgão vital responsável por diversas funções essenciais no corpo, incluindo a metabolização de nutrientes, produção de bile e desintoxicação de substâncias nocivas.

A saúde do fígado pode ser afetada por diversos fatores, como má alimentação, consumo excessivo de álcool, uso de medicamentos e exposição a toxinas ambientais.

Uma das formas de apoiar a saúde do fígado é através da detoxificação hepática, que é o processo pelo qual o fígado converte substâncias tóxicas em compostos menos prejudiciais que podem ser eliminados do corpo.

Algumas maneiras de apoiar a detoxificação hepática incluem:

• Consumir uma dieta saudável e equilibrada, rica em nutrientes como vitaminas, minerais e antioxidantes.
• Evitar alimentos processados, açúcar e gorduras trans, que podem sobrecarregar o fígado.
• Beber água suficiente para ajudar a eliminar as toxinas do corpo.
• Praticar exercícios físicos regularmente para ajudar a aumentar a circulação sanguínea e a eliminação de toxinas.
• Usar suplementos e ervas que apoiem a saúde do fígado, como o cardo mariano, o dente-de-leão e o chá verde.

É importante lembrar que qualquer programa de detoxificação deve ser supervisionado por um profissional de saúde, especialmente se você tiver uma condição de saúde existente ou se estiver a tomar medicamentos.

O suporte adequado para a saúde do fígado pode ajudar a prevenir doenças hepáticas e melhorar a qualidade de vida.

Curiosidades

Quais os alimentos mais saudáveis ?

Existem muitos alimentos saudáveis que podem contribuir para uma dieta equilibrada e nutricionalmente rica.

Aqui estão alguns exemplos:

1. Vegetais verdes escuros, como espinafre, couve, brócolis e acelga, que são ricos em nutrientes como ferro, cálcio e vitamina C.

2. Frutas, como blueberries, maçãs, morangos, bananas, kiwis, laranjas e toranjas, que são ricas em fibras, vitaminas e antioxidantes.

3. Grãos integrais, como arroz integral, quinoa, aveia, cevada e milho, que são ricos em fibras e nutrientes como magnésio e selênio.

4. Legumes, como feijão, lentilha e ervilha, que são ricos em proteínas, fibras e nutrientes como ferro e zinco.

5. Peixes, como salmão, sardinha e atum, que são ricos em ômega-3, um ácido graxo que ajuda a reduzir a inflamação no corpo e a proteger o coração.

6. Nozes e sementes, como amêndoas, castanhas, sementes de linhaça e de chia, que são ricas em gorduras saudáveis, proteínas e nutrientes como magnésio e vitamina E.

7. Produtos lácteos com baixo teor de gordura, como leite desnatado, iogurte e queijo, que são ricos em cálcio e vitamina D.

Lembre-se que a chave para uma dieta saudável é a variedade e moderação.
Incorporar uma variedade de alimentos saudáveis na sua dieta pode fornecer os nutrientes necessários para manter uma boa saúde.

Conclusão

E assim....

chegamos ao fim deste pequeno e-book com receitas muito simples mas com ingredientes saudáveis que tenho usado ultimamente em minha rotina alimentar.

Mas... antes de tudo, gostaria de enfatizar que uma dieta saudável e uma vida equilibrada não dependem apenas da alimentação, mas sim de um conjunto de fatores que muitas vezes não passam pela nossa cabeça.

Além de escolher alimentos nutritivos e balanceados, é importante cuidar da saúde do nosso intestino, por exemplo, através do consumo de probióticos e fibras. O suporte adequado para a saúde do fígado pode ajudar a prevenir doenças hepáticas e melhorar a qualidade de vida. O jejum intermitente é outra técnica que se tem mostrado eficaz para melhorar a saúde e a qualidade de vida.

E, não podemos deixar de lado a prática de exercício físico, que são fundamentais para manter o corpo e a mente saudáveis.

Foi nesse contexto, que reuni algumas receitas fáceis e saborosas, que são ótimas opções para quem quer manter a forma, sem perder muito tempo na cozinha. No entanto, é importante lembrar que, estas informações nutricionais são aproximadas e podem variar dependendo dos ingredientes específicos que você usa e das quantidades que você adiciona em cada receita.

Além disso, é importante lembrar também que a DDR pode variar dependendo das necessidades individuais de cada pessoa. Se você deseja seguir uma dieta mais rigorosa ou fazer mudanças significativas na sua rotina, é sempre recomendável consultar um profissional de saúde para determinar as necessidades nutricionais específicas.

Espero que essas receitas possam ajudár a manter uma alimentação mais saudável e a cuidar de outros aspectos importantes para o bem-estar. Afinal, uma vida saudável é um conjunto de hábitos que devem ser cultivados diariamente.

Aproveitem!

Plano Semanal

Mês: Semana:

SEGUNDA	TERÇA	QUARTA

QUINTA	SEXTA	SÁBADO

DOMINGO	NOTAS:

Plano Semanal

Mês: Semana:

SEGUNDA	TERÇA	QUARTA

QUINTA	SEXTA	SÁBADO

DOMINGO	NOTAS:

Plano Semanal

Mês: Semana:

SEGUNDA	TERÇA	QUARTA

QUINTA	SEXTA	SÁBADO

DOMINGO	NOTAS:

Plano Semanal

Mês: Semana:

SEGUNDA

TERÇA

QUARTA

QUINTA

SEXTA

SÁBADO

DOMINGO

NOTAS:

Plano Semanal

Mês: Semana:

SEGUNDA

-
-
-
-

TERÇA

-
-
-
-

QUARTA

-
-
-
-

QUINTA

-
-
-
-

SEXTA

-
-
-
-

SÁBADO

-
-
-
-

DOMINGO

-
-
-
-

NOTAS:

Controlador de Peso

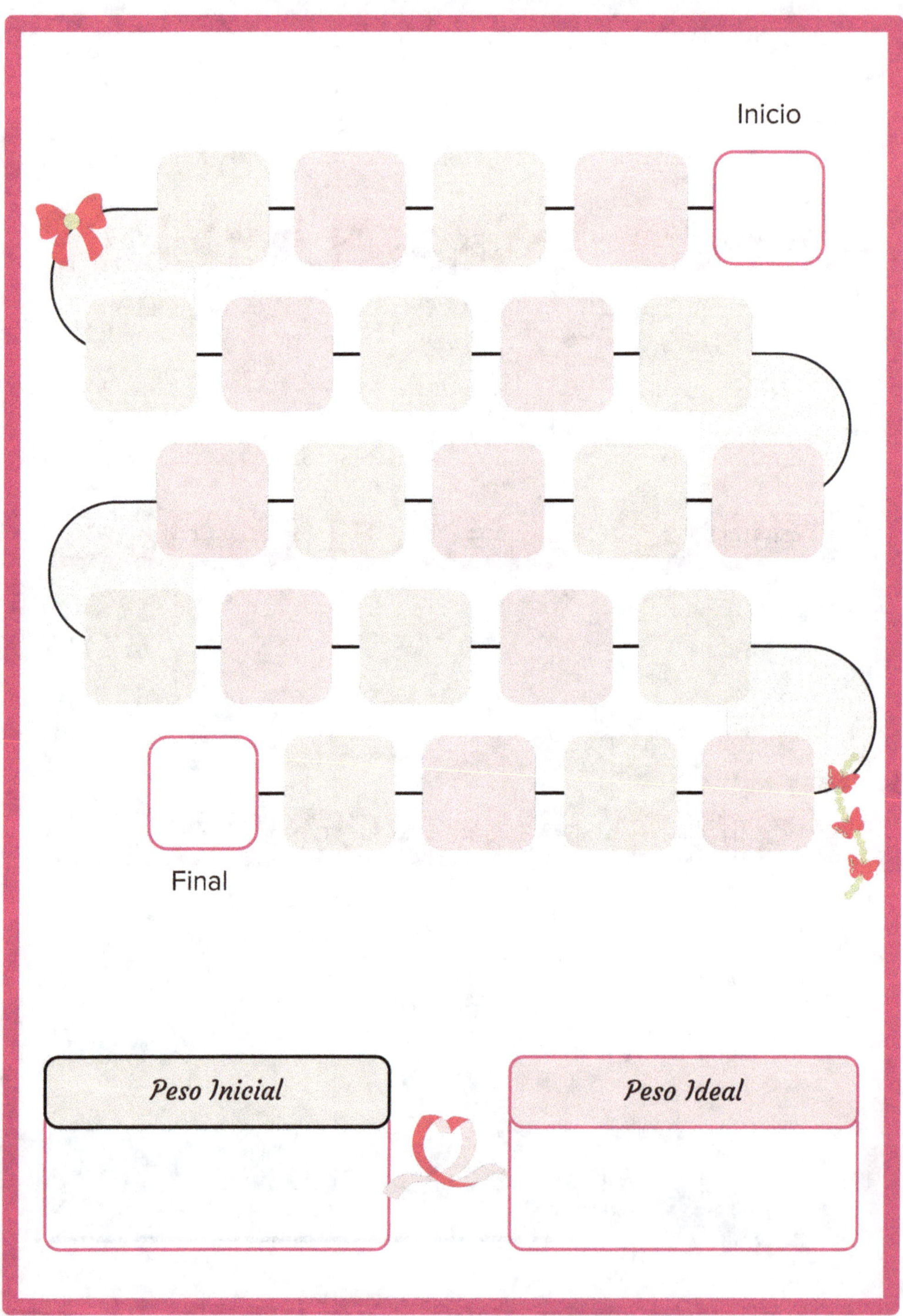

Notas

Notas